AF319090

1,75

Dʳ Joseph GERSPACHER

Contribution à l'étude

de la

Spondylose

rhizomélique

d'origine tuberculeuse

LYON — IMP. A. REY

CONTRIBUTION A L'ÉTUDE

DE LA

SPONDYLOSE RHIZOMÉLIQUE

D'ORIGINE TUBERCULEUSE

CONTRIBUTION A L'ÉTUDE

DE LA

SPONDYLOSE RHIZOMÉLIQUE

D'ORIGINE TUBERCULEUSE

PAR

Le Dr Joseph GERSPACHER

LYON

A. REY & Cie, IMPRIMEURS-ÉDITEURS DE L'UNIVERSITÉ

4, RUE GENTIL, 4

1904

Au moment d'obtenir la sanction de nos études médicales en soumettant les quelques observations qui vont suivre au jugement de nos maîtres profondément respectés, nous estimons comme un devoir bien doux d'adresser des remerciements très sincères à tous ceux qui nous ont soutenu de leur affectueuse sollicitude et de leurs savants conseils.

Qu'il nous soit permis avant tout d'adresser l'expression de notre respectueuse gratitude à notre très cher maître le professeur Weill, qui a bien voulu nous donner une dernière marque de sa bienveillance en acceptant la présidence de notre thèse.

Qu'il nous soit permis aussi d'associer à cet hommage M. le professeur agrégé Pic, qui nous a inspiré ce travail et à qui nous envoyons de tout cœur l'expression de notre inaltérable reconnaissance.

Remercions également MM. les professeurs agrégés Collet et Paviot, qui, par leur présence auprès du professeur Weill, nous ont accordé la faveur de leur appui.

Au cours de nos études nous avons eu souvent à en appeler aux lumières et aux conseils de nos maîtres de la Faculté de Lyon.

Nous saisissons cette occasion pour adresser aux professeurs Poncet et Auguste Pollosson l'hommage de notre reconnaissance et de notre respect. Qu'il me soit égale-

ment permis de remercier tout spécialement M. le doyen Lortet ; qu'il veuille bien recevoir ici l'expression de notre respectueuse gratitude.

Notre tribut de gratitude ne serait pas complètement payé si nous n'y associions les êtres vénérés et chéris qui, depuis notre tendre enfance, nous ont soutenu de leur incessant appui, ma mère bien-aimée et mon oncle appelé de bonne heure à remplacer pour nous un père chéri trop prématurément enlevé à l'affection de ses enfants.

Merci enfin aux parents et aux amis qui, par leur affection, nous ont aidé à traverser cette première étape de la vie.

CONTRIBUTION A L'ÉTUDE

DE LA

SPONDYLOSE RHIZOMÉLIQUE

D'ORIGINE TUBERCULEUSE

CHAPITRE PREMIER

TUBERCULOSE FIBREUSE ET SPONDYLOSE RHIZOMÉLIQUE

Depuis les mémorables travaux de Grancher (1), on sait que l'édification tuberculeuse est une néoformation de cellules embryonnaires pouvant évoluer soit dans le sens de la caséification et de l'ulcération, soit dans celui de la fibroformation ; dans ce dernier cas s'opère la transformation *in situ* de la granulation ordinaire en granulation de Bayle ou tubercule fibreux.

Ce processus très général de la fibroformation est à la base non seulement de la sclérose d'une tuberculose des sommets des poumons, mais aussi de formations scléreuses des membranes séreuses, d'où, par exemple, les adhérences pleurales et les symphyses pleuro-pariétales ou pleuro-viscérales, d'où les adhérences ou taches laiteuses du péricarde, ou encore la symphyse de cet organe, si souvent d'origine tuberculeuse (Weill, (2). Pic et Cade (3), Silvain-Dessaigne (4), d'où la transfor-

mation fibreuse des péritonites, des périhépatites et
d'une façon générale de toutes les viscérites ou péri-
viscérites tuberculeuses.

Que le processus tuberculeux initial siège au niveau
d'une articulation, la conséquence de l'évolution fibro-
formative des édifications tuberculeuses sera l'ankylose
de l'article. Si les arthrites tuberculeuses initiales étaient
multiples, multiples aussi seront les ankyloses cōnsécu-
tives.

Jusqu'à ces toutes dernières années, c'est à ce mode
de production de la fibroformation d'origine tuberculeuse que se réduisaient nos conceptions ; partout et
toujours l'édification tuberculeuse typique semblait devoir être évidente à l'origine et n'arriver qu'ultérieurement à être étouffée par le tissu conjonctif de nouvelle
formation, véritable tissu cicatriciel de guérison.

Des recherches contemporaines paraissent avoir démontré qu'en dehors de ce mécanisme, en somme très
simple, la tuberculose était susceptible de déterminer en
des points très multiples de l'organisme des productions
fibreuses d'emblée.

Le premier peut-être, Potain, a émis cette hypothèse
qui a été développée par son élève M. Pierre Teissier (5),
lequel admet deux formes d'endocardite tuberculeuse,
l'une spécifique, bien étudiée par le professeur R. Tripier (6), l'autre scléreuse qui serait fonction d'une intoxication tuberculeuse ; le poison sécrété par un foyer
tuberculeux siégeant en un point quelconque de l'organisme serait susceptible, probablement par voie san-
guine, de provoquer sur l'endocarde une irritation chronique se manifestant par de la sclérose d'emblée.

Dès 1897, le professeur Poncet (7) et ses élèves appelèrent l'attention, dans une série de mémoires, travaux
originaux ou thèses qu'il est superflu de rappeler ici,
que dans bien des cas la tuberculose est susceptible de
se manifester sur les jointures par des troubles superficiels pseudo-rhumatismaux, comme les autres infections ; M. Poncet ne tarda pas à montrer que ces
pseudo-rhumatismes d'origine tuberculeuse étaient en
réalité très fréquents, que le rhumatisme tuberculeux
était le plus important des soi-disant pseudo-rhumatismes ; qu'en d'autres termes, parmi les infections susceptibles de se manifester par des arthropathies, la tuberculose occupe un rang important ; il y a mieux : au
début, M. Poncet avait en vue surtout des arthropathies
chroniques à évolution torpide, mais ultérieurement il
fut conduit à concevoir et à démontrer l'existence d'arthropathies aiguës d'origine tuberculeuse, rhumatisme
aigu tuberculeux, thèse de Level (8). Ainsi s'accentue
chaque jour le démembrement de ce qui était le rhumat'sme dans ses formes aiguës et chroniques. Ces arthropathies tuberculeuses aiguës, subaiguës et chroniques
sont susceptibles d'évoluer vers la fibroformation.

En outre, il existe des arthrites tuberculeuses plastiques ankylosantes d'emblée. Dans ces arthrites plastiques l'anatomie pathologique ne révèle pas d'édification
tuberculeuse, mais plusieurs procédés d'investigation
biologique convergent vers la démonstration de la nature tuberculeuse de la détermination articulaire.

Ici on a donc bien affaire à un nouveau mode de fibroformation tuberculeuse dans lequel le tissu fibreux n'a
pas été précédé par la granulation spécifique : il s'agit

d'un processus très comparable à celui de l'endocardite tuberculeuse de Potain et de Pierre Teissier, processus toxi-infectieux très probablement.

Dans un tout autre ordre d'idées, les affections chroniques du squelette et des articulations ont depuis le dernier quart du XIX° siècle, arrêté et retenu l'attention des chercheurs, en particulier des neuro-pathologistes, parmi lesquels M. Pierre Marie occupe le premier rang à ce point de vue. En 1898, cet auteur (9) qui antérieurement avait déjà mis les auteurs français au courant d'une variété de déviation vertébrale, étudiée en Russie par le professeur von Bechterew (10) sous le nom de lignosité du rachis, et lui avait imposé le nom très bien choisi et universellement adopté ensuite de cyphose hérédo-traumatique, montra que certains malades, tout en ayant quelques points de contact avec les premiers, s'en écartaient par des points non moins nombreux et méritaient avec quelques observations déjà publiées par d'autres cliniciens et entre autres par Strümpell (11) de constituer une véritable forme morbide ayant ses symptômes, sa marche, son évoluton et son anatomie pathologique propres.

Chez ces malades, les phénomènes consistaient essentiellement en une inflammation ankylosante progressive de la colonne vertébrale avec participation au processus subinflammatoire et rapidement ankylosant des grandes articulations de la racine des membres (hanches, épaules, quelquefois genoux et coudes) à l'exclusion des petites articulations des extrémités, d'où le nom qu'il lui imposa de spondylose rhizomélique (σπονδυλος, vertèbre ; ρίζα racine ; μέλος membre) ; en opposant cette spondylose rhizomélique au rhumatisme déformant banal, polyarthrite déformante acromélique.

De toutes parts surgirent des observations, ce qui prouve bien que ce type clinique correspondait à quelque chose de réel, à tout un groupe de malades qui n'avaient pas encore trouvé d'étiquette nosologique, et qui ressortissaient les uns au mal de Pott, les autres aux simples cyphoses ou cypho-scolioses, d'autres enfin aux diverses formes de rhumatisme vertébral. N'aurait-elle eu d'autre mérite, la communication de Marie a donc eu au moins celui d'introduire dans la science, pour ces cas jusque-là mal précisés, un élément précis de classification. Mais elle en a eu un autre, celui d'appeler fortement l'attention sur tout un groupe de faits jusque-là demeurés dans l'ombre, et par voie de conséquence de jeter un peu de lumière sur la question obscure de la nature du rhumatisme chronique.

En effet, l'étude de la spondylose rhizomélique a suivi dans son évolution la marche ordinaire ; après avoir traversé une première phase de pure observation clinique et de nosologie est venue une phase d'anatomie pathologique, et enfin vient de s'ouvrir une phase pathogénique. En réalité, ces trois étapes ont été un peu brûlées ; toutefois, on les distingue nettement, quelque court que soit le temps qui nous sépare de la communication princeps de Marie.

A la première presque exclusivement appartient le mémoire initial de Marie, en 1898 ; là, cet auteur se préoccupe de fixer en des descriptions précises les traits de la maladie dont il a découvert l'existence ; d'autopsie, il n'en a pas encore ; aussi est-il, à plus forte raison,

très bref sur la question de nature. La communication
de Marie et Léri (12), le travail de Léri dans la *Revue de
Médecine* (13) marquent une date dans l'étude anatomo-
pathologique de la question. L'étude nosologique a été
très rapidement abordée et a paru passionner quelques
esprits.

Comme après la première communication de Marie,
un certain nombre d'observations s'écartaient du type
clinique primitivement décrit, on crut devoir subdiviser
ce type. C'est ainsi que la plupart des auteurs admettent
actuellement la scission de la spondylose rhizomélique
en deux types principaux : le type Strümpell-Marie,
dans lequel la rigidité de la colonne s'accompagne d'arthrites ankylosantes des articulations des épaules et des
hanches, et où ne s'observent pas de phénomènes de
compression radiculaire : le type de von Bechterew, ou
cyphose hérédo-traumatique de Marie, se manifestant
essentiellement et presque exclusivement par une rigidité chronique de la colonne, souvent limitée au cervix,
avec intégrité des autres articulations, mais avec phénomènes douloureux, d'origine radiculaire et dus à de
la leptoméningite chronique.

A ce coint de vue, l'opinion uniciste de Schlesinger
(14) semble devoir rallier la plupart des suffrages ;
d'après ce neuropathologiste, les deux formes appar-
tiennent à un même groupe d'affections caractérisées
par des ankyloses vertébrales ou, d'une façon plus pré-
cise, des ankyloses du squelette du tronc et de la cein-
ture du bassin (*Rumpfskelett-Beckengürtelankylose*), ce
groupe étant divisible en deux grandes catégories : ankyloses locales (type Bechterew) et ankyloses généra-

lisées (type Strumpell-Marie). C'est à cette conception très large de la question que nous adhérons pleinement, avec d'autant plus d'aisance que le point de vue purement pathogénique nous paraît d'un intérêt autrement puissant. Toutefois, pour plus de clarté, nous ne nous occuperons, dans cette étude, que de la spondylose du type Strümpell-Marie.

En ce qui concerne la *pathogénie* de la spondylose, les auteurs se sont préoccupés surtout de la question de savoir s'il s'agissait d'une affection autonome, ou au contraire d'une simple forme clinique du rhumatisme chronique. C'est à cette discussion qu'est consacrée presque entièrement la revue générale de MM. Mayet et Jouve. Si, par cette discussion, on entend insinuer que Marie, Strümpell et d'autres ont eu tort de vouloir faire un type à part de la spondylose, nous répondrons que c'est à juste titre qu'ils ont essayé, par la simple observation clinique, de distraire du chaos des rhumatismes chroniques une forme bien individualisée par ses symptômes et son évolution. En présence de l'impuissance, jusqu'ici constante, de la médecine expérimentale, à classer les rhumatismes, quelle autre ressource reste-t-il au médecin pour ordonner les éléments de cette difficile question, sinon la pure observation des faits ? Et, à tout prendre, les classifications des rhumatismes chroniques, y compris la plus récente et jusqu'ici la meilleure, celle de MM. Teissier et Roque (1), ne sont-elles pas, au fond, purement symptomatiques ? Et c'est à bon droit, car les diverses hypothèses jusqu'ici émises sur la nature de ces affections n'ont pas encore reçu la confirmation scientifique nécessaire.

En l'absence d'un critérium certain permettant d'affir-
mer quelle est, dans les arthropathies, la part qui doit
rester à ce qu'on est convenu d'appeler le rhumatisme,
il est logique de procéder du connu à l'inconnu et de distraire de son cadre ce qui est fonction d'une infection
bien caractérisée et à agent pathogène certain. Jusqu'ici, parmi les infections susceptibles de produire la
spondylose, on n'avait guère mis en évidence que la
blennorragie. Toutefois, Léri concluait dans son étude que la raison d'être de la spondylose « réside dans un
trouble trophique à développement lent, à origine parfois diathésique et probablement plus souvent infectieuse
ou toxi-infectieuse. »

D'autre part, Kollarits (15) a précisé un peu plus :
pour lui, l'aspondylose rhizomélique est une polyarthrite déformante, et les différences cliniques et anatomiques de ses diverses formes s'expliquent soit par des
prédispositions individuelles, soit par l'influence de certaines maladies anciennes (syphilis, tuberculose, infections).

La syphilis, en effet, a été plusieurs fois notée, et
nous la retrouverons lorsque nous ferons une étude de
la fréquence comparée des diverses causes de la spondylose. Quant à la tuberculose, c'est dans ce mémoire
que nous la voyons pour la première fois explicitement
désignée, mais l'auteur ne paraît la considérer que
comme un agent modificateur du terrain. Tout autre est
la conception pathogénique que nous nous proposons
d'exposer actuellement et de défendre avec preuves à
l'appui.

Il résulte, en effet, de ce premier chapitre, que, d'une

part, on est arrivé à la notion de la tuberculose comme
agent efficient d'arthrites ankylosantes d'emblée, sans
édifications tuberculeuses préalables ; que, d'autre part,
on a isolé du chaos des rhumatismes chroniques un type
nosologique spécial, la spondylose rhizomélique, et que
ce type, bien justement individualisé, paraît être la ré-
sultante d'infections à action chronique et longtemps prolongée comme la blennorragie, la syphilis. De ce simple rapprochement, il est logique de conclure *a priori*
que la tuberculose qui peut faire des arthrites plastiques monoarticulaires, peut faire des arthrites polyarticulaires, à localisations vertébrales et rhizoméliques ;
c'est, en effet, ce qui résulte des travaux de la période
contemporaine que nous allons exposer dans un second
chapitre.

CHAPITRE II

LA SPONDYLOSE RHIZHOMÉLIQUE
D'ORIGINE TUBERCULEUSE

a) Historique, nos Observations personnelles.
b) Étude critique des Observations déjà publiées.

La spondylose rhizomélique peut être d'origine tuberculeuse.

Le 10 juillet 1903, à la Société médicale des hôpitaux de Paris, M. Poncet fait une communication sur le rhumatisme tuberculeux ankylosant (16). Il s'agit d'un homme de trente-trois ans, pâle, anémié, immobilisé par une quadruple ankylose des grandes articulations des membres inférieurs et par une rigidité en barre de fer des articulations dorso-lombaires, chez lequel M. Poncet, en se basant tant sur les antécédents et l'histoire clinique du malade que sur une épreuve positive à la tuberculine, fait le diagnostic de rhumatisme tuberculeux ankylosant ; puis, au cours de la discussion, ajoute que son malade présente, avec ses polyarthrites ankylosantes, tous les signes cliniques de la spondylose rhizomélique de Marie, et termine par cette phrase :

« *A priori,* et surtout d'après mon observation, je ne serais pas étonné que la spondylose rhizomélique ne soit qu'une variété de rhumatisme tuberculeux ? Dans tous les cas, suivant une expression un peu triviale : *C'est à voir.* »

A cette même époque, M. Pic, à la tête d'un service

de vieillards et d'incurables à l'hospice du Perron, se préoccupait depuis plusieurs années déjà de la question de la nature des rhumatismes chroniques, et dans bien des cas d'arthrites plastiques, rhumatismes noueux, *morbus coxæ senilis* ou autres formes, il était arrivé par l'histoire du malade, par la constatation à l'autopsie de foyers viscéraux nettement tuberculeux, par l'exclusion de toute autre cause possible, à l'idée que souvent ces arthrites chroniques étaient de nature tuberculeuse ; mais jamais il n'en avait eu la preuve. Tandis qu'au moment même de la communication de M. Poncet, il avait déjà par devers lui deux observations très démonstratives que la communication de M. Poncet l'engagea à publier immédiatement.

Le malade de notre observation XIV, nommé D..., est suivi par M. le professeur Pic depuis 1898 ; à l'époque où MM. Mayet et Jouve publièrent sa photographie dans la *Gazette des Hôpitaux*, il avait déjà fait l'objet d'une de ses cliniques de l'Hôtel-Dieu, faite en remplacement de M. le professeur Bondet ; le diagnostic de spondylose avait été affirmé ; et dès ce jour, il avait constaté l'existence des signes d'une induration tuberculeuse du sommet droit, et s'était demandé si cette tuberculose latente ne donnerait pas la clef de tout le processus morbide .Aujourd'hui, il croit pouvoir l'admettre en se basant, d'abord sur l'absence de rhumatisme, de blennorragie et de toute affection à détermination articulaire habituelle, autre que la tuberculose ; sur les antécédents : femme morte de la tuberculose pulmonaire, trois enfants morts en bas âge ; sur les antécédents personnels : bronchite à répétition depuis de

longues années, sur la séro-réaction tuberculeuse positive, sur les résultats de l'autopsie, qui a été celle d'un
tuberculeux depuis longtemps infecté, présentant à côté
de lésions ulcéreuses anciennes du sommet droit, des
lésions ulcéreuses ou en voie de ramollissement à gauche ; le foie était celui d'un sujet chroniquement infecté.
En présence de cette autopsie, où la tuberculose domi-
nait évidemment la scène, il était impossible de ne pas
se poser la question de savoir si cette tuberculose si ubi-
quitaire, ne commandait pas aussi les lésions articulaires. C'est alors qu'il eut l'occasion de suivre de très près
un second malade (notre observation XV) qu'il avait un
peu délaissé depuis son entrée à l'hôpital. Il remarqua
que, à douze ans, cet homme avait eu une soi-
disant pneumonie qui avait duré un semestre, que
c'était quelques années après, à dix-sept ans, que
l'affection actuelle avait débuté par des douleurs au
niveau de la colonne cervicale : que dès 1888, on
avait noté une expiration prolongée au sommet droit,
et considéré une lésion tuberculeuse de nature ulcé-
reuse comme probable en ce point. Quand, chez lui, il
vit survenir une affection ressemblant de tous points à
une pneumonie lobaire aiguë banale, il était sur ses gar-
des ; le séro-diagnostic d'Arloing et Courmont, la cytologie du sang et du vésicatoire, tout concourut à affir-
mer l'existence de lésions tuberculeuses multiples, les
unes très anciennes, les autres récentes, toutes d'ailleurs de nature bacillaire incontestable.

Telles sont les observations initiatrices en quelque
sorte. Peu après, dans la thèse de Montet (17), nous
avons une observation dans laquelle le malade a eu des

bronchites avec toux, hémoptysies, sueurs nocturnes et
signes d'induration du sommet droit, avec bacilles dans
l'expectoration, deux ans plus tard, les douleurs ostéo-
articulaires apparurent. Ces observations n'ont, cependant, pas tardé à être suivies par beaucoup d'autres. En
effet, si, à la lumière des notions nouvelles qui en ré-
sultent, on fait la critique des observations antérieurement publiées, on s'aperçoit que, parmi celles-ci, il en
est beaucoup au sujet desquelles les auteurs étaient res-
tés dans le doute, en ce qui concerne l'étiologie et qui
cependant ressortissent à la tuberculose.

Il en est ainsi de notre observation I qui n'est que
la reproduction de l'observation I du mémoire de Marie,
où il s'agit d'un homme de trente et un ans, malade depuis l'âge de douze ans, époque où, sans cause appréciable, survinrent des douleurs dans les genoux, puis
dans les hanches, qui s'ankylosèrent graduellement,
ainsi que la colonne ; tandis que Marie déclare l'étiologie inconnue, nous ferons remarquer avec M. Thévenot (18) que, dans deux services des hôpitaux de Paris,
on fit chez ce malade le diagnostic de tuberculose du
sommet gauche.

Dans le même ordre d'idées, notre observation II (observation I de la thèse de Jouve) (19), a trait à une
femme ayant des antécédents héréditaires tuberculeux,
et qui s'expose journellement à l'humidité, mais cette
humidité avant de provoquer des arthropathies, a déterminé une bronchite, puis s'est développé le syndrome
spondylo-rhizomélique. Cliniquement, signes nets de tuberculose au début ; toutefois, le séro-diagnostic tuberculeux était négatif.

Le malade de notre observation III (thèse de Jouve, observation III, p. 58) avait eu, cinq ans auparavant, une pleurésie ; il était donc bien suspect de tuberculose.

Le malade de notre observation IV (observation VI, thèse Jouve, p. 65), âgé de cinquante-huit ans, avait eu pendant six ans des phénomènes dyspnéiques liés à une bronchite à répétition avec expectoration muco-purulente et hémoptysies ; le diagnostic de tuberculose pulmonaire paraît s'imposer.

Le malade de notre observation V (obs. VIII, thèse de Jouve, p. 73), a eu un enfant qui a eu de la polyadénite suppurée ; a lui-même depuis quinze ans une bronchite chronique ; il tousse constamment et a eu plusieurs hémoptysies.

La malade de notre observation VII (obs. X, thèse de Jouve, p. 76), a un frère atteint de bronchite chronique ; elle-même tousse aujourd'hui, a de l'anorexie, des points de côté, de la dyspnée avec des signes sthétoscopiques d'emphysème pulmonaire.

La malade de notre observation VII (obs. X, thèse de Jouve, p. 79) est fille d'une mère probablement bacillaire ; a eu un frère et une sœur morts en bas âge ; elle-même tousse, a de la dyspnée et a eu plusieurs hémoptysies, c'est peu après l'apparition de ces troubles respiratoires que se manifestèrent les douleurs articulaires : aux poumons, signes nets de tuberculose au sommet gauche avec emphysème des bases ; toutefois, le séro-diagnostic est négatif.

Le malade de notre observation X (Thévenot, observation n° 2) a fait, quatre ans auparavant, un séjour de

deux mois à l'hôpital pour une bronchite ; la même année, il s'est mis à tousser : amaigrissement, dyspnée, signes d'induration du sommet gauche.

Le malade de notre observation XI (obs. III de Thévenot) fut de bonne heure atteint de tuberculose pulmonaire, on trouva des bacilles dans ses crachats ; puis
les deux maladies ostéo-articulaire et pulmonaire firent
des progrès simultanés. Il mourut de tuberculose au
bout de deux mois environ.

Dans le mémoire de Léri, nous retrouvons une vieille
observation d'Hilton-Fagge, c'est notre observation XII,
où il s'agit d'un homme de trente-quatre ans « pris pour
un phtisique et que l'autopsie montra bronchectasique
sans tubercules, mais avec des dépôts calcifiés dans les
ganglions mésentériques » ; cette calcification, quoi
qu'en dise H. Fagge, a bien les allures d'une production
tuberculeuse.

Dans ce même mémoire de Léri, nous relevons l'observation de Teixidor Sunol, notre observation XIII,
ayant trait à un jeune homme d'antécédents tuberculeux
qui mourut lui-même tuberculeux à vingt-trois ans, et
n'avait jamais été soulagé, pendant son existence, que
par l'huile de foie de morue.

Enfin, tout dernièrement, MM. Brissaud et Grenet (20)
sous le titre de *Cyphose d'origine articulaire et musculaire*, publiaient l'observation d'un homme de trente-
sept ans, polisseur sur porcelaine (notre observation
XVI), qui, après deux congestions pulmonaires, à dix-
neuf et à vingt-deux ans, eut les premières atteintes de
rhumatisme ; trois ans après, les douleurs ayant per-
sisté, il eut des hémoptysies, de l'amaigrissement, de la

dyspnée, diminution du murmure vésiculaire aux deux sommets.

Telles sont les observations sur lesquelles nous avons assez de détails pour les publier comme des exemples de spondylose rhizomélique ; ces cas sont déjà assez nombreux par eux-mêmes pour qu'on puisse juger de l'importance du rôle de la tuberculose dans la production de la spondylose. Ce nombre croîtra, sans doute dans des proportions considérables dès qu'on aura l'attention attirée sur ces formes de tuberculose.

Il est, d'ores et déjà, plus que probable que, parmi les observations anciennes, si plus de détails étaient donnés en ce qui concerne l'étiologie, on retrouverait soit parmi ces spondyloses dites rhumatismales, soit parmi celles qui sont étiquetées : étiologie obscure ou inconnue, un certain nombre de cas susceptibles d'être rattachés, avec les plus grandes vraisemblances, à la tuberculose. Ainsi, pour ne prendre que quelques exemples de la façon dont la tuberculose est peu recherchée, il nous suffira de citer le long mémoire de Forestier (21), dans lequel, sur vingt-trois observations, pas une fois il n'est fait mention de l'examen des poumons. Il en est de même pour beaucoup d'observateurs qui, souvent, négligent, semblerait-il, de parti pris, une tuberculose évidente ou probable, pour attacher une importance peut-être exagérée à une blennorragie qui, parfois, date de vingt ans !

Quoi qu'il en soit, la question est discutable et nous avons assez de faits probants à présenter à l'appui de notre thèse pour ne pas en admettre de douteux. Nous ne ferons donc pas état de ces cas sujets à discussion.

CHAPITRE III

HISTOIRE CLINIQUE
DE LA SPONDYLOSE RHIZOMÉLIQUE
D'ORIGINE TUBERCULEUSE

Nous devons nous demander si l'étiologie spéciale de
nos cas imprime à leurs allures cliniques un cachet spécial. Si l'on compare nos observations aux descriptions
classiques de Marie, de Léri, on ne trouve entre les spondyloses de diverses origines aucune différence essen-
tielle.

Ici comme ailleurs. le syndrome morbide apparaît,
en effet, comme caractérisé par une rigidité progressive
du rachis, par une soudure plus ou moins complète des
articulations coxo-fémorales et scapulo-humérales ; en
un mot, des articulations de la racine des membres à
l'exclusion des petites articulations de ces membres.

L'un de nos malades (obs. XIV) a paru tellement caractéristique, que MM. Mayet et Jouve, dans une revue
générale de la *Gazette des hôpitaux* (1), en 1902, ont re-
produit sa photographie comme celle d'un type de spondylose.

(1) L. Mayet et Jouve : Le Rhumatisme vertébral chronique et
la Spondylose rhizomélique *(Gazette des Hôpitaux,* 21 juin 1902,
n⁰ 69.)

Dans les deux cas, les lésions ankylosantes et plastiques de la colonne entraînaient des modifications de sa
courbure ; dans l'observation I, en particulier, la colonne
était remarquable par la disparition de toute courbure
physiologique au niveau des deux tiers inférieurs, ce qui
donnait à cette partie du dos et des lombes la configura-
tion d'une planche ; à la partie supérieure, au contraire,
existait une courbure brusque à convexité postérieure
avec inclinaison latérale (cypho-scoliose). Ankyloses in-
ter-vertébrales et costo-vertébrales tenaient sous leur
dépendance l'immobilité des côtes pendant les mouvements respiratoires, les atrophies musculaires de la cein-
ture thoracique, l'aplatissement antéro-postérieur du
thorax.

Aux membres, les articulations coxo-fémorales furent
prises les premières, puis les épaules. Des ankyloses
coxo-fémorales et de leur forme dépendent en grande
partie les déformations générales suivant le type de
flexion ou d'extension. Dans nos deux cas, les articulations coxo-fémorales étant soudées à angle obtus, l'attitude constante était celle de la semi-flexion. Debout, les
malades compensaient par la flexion des genoux la pro-
jection du corps en avant par le fait de la soudure des fémurs, de sorte que leur attitude générale pouvait être
figurée par une ligne brisée en Z. Dans la marche, les
deux genoux paraissaient traversés par un pivot et le
malade n° XV, en particulier, chez qui les deux articulations de la hanche étaient soudées, ne pouvait avan-
cer que par un mouvement de rotation du tronc alterna-
tivement autour de l'un et de l'autre des genoux pris
comme axe, les genoux étant d'ailleurs fléchis. Les em-

preintes plantaires étaient parallèles aux empreintes normales, mais croisaient l'axe de direction.

Nos malades voulaient-ils se coucher, ils ne pouvaient le faire qu'en se plaçant dans le décubitus dorsal, le sacrum, les lombes et la partie inférieure du dos reposant sur un plan horizontal, des oreillers s'adaptant aux courbures cervico-dorsales, les genoux et les cuisses relevés.

Bref, ainsi immobilisés ou très limités dans les mouvements de la colonne et des grandes articulations, nos malades avaient l'air complètement soudés, et le moindre mouvement nécessitait des mouvements d'ensemble du corps tout entier.

Tel était du moins l'état de nos malades durant les deux dernières années de leur vie ; l'établissement de ces déformations avait été progressif, et il ne s'était, bien entendu, pas fait sans provoquer de douleurs ; celles-ci, à allures rhumatoïdes, avaient été très intenses au début, se produisant soit spontanément, soit surtout à l'occasion des mouvements actifs ou passifs, des secousses, des ébranlements, soit à la pression.

Chez le malade n° XIV, les douleurs à la pression étaient surtout intense au niveau du cou, si bien que le diagnostic de mal de Pott cervical avait été affirmé au début : chez notre second malade, elles avaient même disparu complètement, tandis que chez le premier, elles persistaient, mais d'une façon intermittente.

Peut-être est-ce dans les douleurs que l'on pourrait trouver un signe différentiel, avec les autres variétés de spondylose : peut-être sont-elles ici plus constantes : nous ne les avons jamais vues manquer, tandis que Léri les considère comme inconstantes.

L'*évolution générale* de la maladie, tout en étant lente, est paroxystique, et les paroxysmes douloureux dont nous venons de parler sont en général suivis d'une aggravation dans les troubles moteurs. Cette progression par étapes se fait en général sans fièvre, et n'est pas exclusive de périodes pendant lesquelles une certaine rémission peut être observée ; après l'application d'une minerve plâtrée, notre malade n° XIV a eu, dans la marche de son affection, un temps d'arrêt qui a pu un instant être considéré comme une guérison.   ,

En ce qui concerne, d'autre part, l'*anatomie pathologique* de la maladie, nos deux autopsies (XIV et XV) confirment de tout point ce qui a été écrit su rce sujet, et les recherches de Léri en particulier. Comme lui, nous avons trouvé l'amincissement des disques intervétébraux et l'ossification de leur pourtour, en plusieurs points du moins ; la soudure des apophyses articulaires entre elles et des apophyses transverses aux côtes ne nous a pas paru constante, la lésion dominante nous a paru être l'ossification des ligaments jaunes ; en somme, et surtout dans l'observation XIV, la rigidité de la colonne, quoique très nette à l'autopsie, s'est montrée en réalité beaucoup moins prononcée qu'il ne le semblait pendant la vie, tant il est vrai que la contracture des muscles périarticulaires ajoute ses effets à ceux des lésions articulaires elles-mêmes pour produire l'immobilisation des articles enflammés. Inversement, du côté des articulations coxofémorales, l'ankylose était très prononcée ; dans l'observation XIV, il y avait une altération très prononcée des surfaces articulaires, avec érosion, et adhérence telle qu'il a fallu un effort considérable pour les détacher ;

dans l'observation XV, il s'agisait d'une véritable soudure osseuse ; une section passant par l'axe du col du
fémur e tle centre de l'espace autrefois occupé par la
cavité cotyloïde, a mis à nu un tissu aréolaire, se conti-
nuant du col à l'os iliaque, avec une démarcation à peine
indiquée, entre les deux os, par une teinte jaunâtre du
tissu osseux. L'ankylose était absolue, il y avait fusion
de deux fémurs avec le bassin, ce qui explique que, pendant la vie, il suffisait de soulever le malade par un de
ses genoux pour entraîner le corps entier.

Cette fusion des surfaces osseuses semble indiquer
l'intensité du processus inflammatoire originel ; il y a
loin de la simple « menisco-ligamentite ossifiante » de
Léri *(Revue de Méd.*, 1899, p. 811) à cette soudure intime confondant entre eux les deux os voisins ; mais de
ce que cette soudure n'a pas encore été mise en évidence
dans les travaux antérieurs à ceux de MM. Pic et Bombes
de Villiers, nous ne nous croyons pas autorisé à
conclure qu'elle constitue la signature de la nature tuberculeuse du processus : il ne nous paraît pas démontré
que d'autres infections ne puissent pas produire sem-
blable lésion.

En somme, que l'on envisage les symptômes ou l'anatomie pathologique, la spondylose d'origine tuberculeuse ne se différencie pas ou ne se différencie que par
des nuances du tableau habituel. Il en résulte que la
spondylose ne doit être considérée actuellement que
comme un syndrome anatomo-clinique dû à des arthropathies infectieuses de diverses origines et non comme
une maladie autonome.

CHAPITRE IV

EXAMEN CRITIQUE DES PREUVES DE LA RELATION DE CAUSE A EFFET ENTRE LA TUBERCULOSE ET LA SPONDYLOSE

Les arguments qui nous paraissent militer en faveur de la nature tuberculeuse du processus morbide dans les cas que nous avons spécialement étudiés peuvent se ranger sous trois chefs :

Les uns sont d'ordre clinique, les autres d'ordre biologique et d'autres enfin d'ordre anatomo-pathologique.

Cliniquement, les malades que nous avons envisagés sont des prédisposés à la tuberculose de par leurs antécédents héréditaires : fréquence de la tuberculose chez l'un de leurs ascendants ou chez leurs collatéraux ; de par leurs antécédents personnels : pleurésie ; adénopathies ; de par surtout leurs accidents pulmonaires actuels ou antérieurs. On n'a qu'à parcourir nos observations pour se rendre compte de la fréquence, chez nos malades, d'une bronchite chronique ou d'une bronchite à répétitions, avec altération de l'état général, amaigrissement, sueurs nocturnes, hémoptysies même.

Lorsque, avec de pareils symptômes, on note l'absence d'une affection habituellement génératrice d'arthropathies plastiques, comme la blennorragie ou la syphilis, lorsque surtout aucune infection autre n'est signalée

dans le passé du malade, n'est-il pas logique d'en infé-
rer que cette infection commande les arthropathies
comme les lésions viscérales et les troubles généraux de
la nutrition ?

Pour plus de sûreté, nous avons éliminé systémati-
quement les cas où un rhumatisme polyarticulaire à
allures franchement aiguës avait marqué le début de
l'évolution morbide quoique, à tout prendre, dans des
observations de ce genre, quelques cas pourraient bien
être sujets à revision et ressortir au pseudo-rhumatisme
tuberculeux aigu isolé par M. Poncet et son élève Levet.

Si, aux preuves purement cliniques, viennent s'ajouter
des preuves biologiques, la présomption s'en accroît
d'autant en faveur de la nature tuberculeuse de la spondylose.

M. Poncet eut recours à la tuberculine, qui donne une
réaction nettement positive, dans un cas où l'examen des
poumons et des viscères semblait négatif en ce qui concerne la tuberculose.

Dans leurs deux observations, MM. Pic et Bombes de
Villiers eurent recours à la séro-réaction de MM. Arloing
et P. Courmont ; le résultat fut également positif, mais
dans leur communication à la Société médicale des hôpitaux de Lyon, ces auteurs se faisaient à eux-mêmes
l'objection que, en dehors des lésions articulaires, les
lésions pulmonaires, évidemment tuberculeuses pouvaient bien avoir conditionné cette réaction. Cette objection ne tient pas devant les deux nouvelles observations
de M. Poncet (obs. XVII et XVIII) dans lesquelles la
séro-réaction bacillaire fut positive en l'absence de toute
autre lésion apparente que celle des articulations.

Existe-t-il enfin des arguments bactériologiques et anatomo-pathologiques en faveur de la nature tuberculeuse des arthropathies ankylosantes ? En ce qui concerne les microbes, nous ne connaissons pas de cas où, on les ait mis en évidence soit sur les coupes d'articulations, soit dans les liquides articulaires d'hydarthroses qui, parfois, ont coïncidé avec les arthrites sèches d'autres jointures.

Quant à l'anatomie pathologique, elle ne nous a révélé dans aucun cas l'existence d'édifications tuberculeuses dans les articles ankylosés ; mais n'en est-il pas souvent de même dans de vieilles symphyses pleurales admises par tous, depuis Grancher, en particulier, comme d'essence d'origine tuberculeuse ? Les considérations générales dans lesquelles nous sommes entré dans notre premier chapitre nous dispensent d'insister sur ce point ici. Il est évident que s'il existe deux formes d'arthrites ankylosantes, l'une due à la cicatrisation d'une formation tuberculeuse définie, l'autre à la réaction banale des surfaces articulaires contre l'imprégnation par un virus tuberculeux issu d'un foyer situé en un point quelconque de l'organisme, il est évident que, dans le second cas, aucune édification tuberculeuse typique, aucun microbe pathogène ne doit exister dans l'article. Au surplus, nous sommes de ceux pour lesquels n'est plus à démontrer la réalité, en dehors de la tuberculose à réaction anatomique spécifique et de la tuberculose à forme systématique, d'une troisième forme, tuberculose inflammatoire avec réaction anatomique banale, comme dans toute espèce d'infection, d'intoxication (pseudo-rhumatisme ou mieux rhumatisme tuberculeux) ; c'est à la démonstration de la réalité de cette forme que sont consacrés toute une série de travaux de M. Poncet. Cette tuberculose inflammatoire « est constituée par des lésions exsudatives, séreuses, sèches, scléreuses, rarement purulentes : elle s'étend depuis la congestion la plus fugace : arthralgie, ostéalgie, viscéralgie, etc., jusqu'à l'ankylose, jusqu'à la cirrhose, lentement progressive, incurable... »

Il reste à nous demander pourquoi, dans quels cas s'observera cette tuberculose plastique, alors que cette même tuberculose dans d'autres circonstances ne pourra donner naissance qu'à des édifications éminemment caduques, vouées à la dégénérescence rapide, à la caséification et à l'ulcération par sphacèle. Nous répondrons en renvoyant le lecteur aux travaux déjà anciens du professeur Arloing, de J. Courmont et L. Dor (22), de L. Dor (23).

Il résulte de ces travaux, basés sur l'expérimentation la plus rigoureuse, que, dans le déterminisme de cette variation dans les produits pathologiques d'une même cause morbide, il faut tenir compte de deux éléments, l'augmentation de résistance de l'organisme d'une part, la diminution de virulence du germe pathogène d'autre part. Bien que les expérimentateurs n'aient eu en vue que les arthrites fibreuses cicatricielles, et non les arthrites fibreuses réactionnelles, leurs conclusions nous paraissent néanmoins s'appliquer à la seconde comme à la première de ces variétés. Pour la production de ces embryons osseux, il faut un processus qui dure longtemps et, par suite, soit un terrain qui résiste, soit un germe atténué, soit plus probablement les deux causes réunies ; et, de fait, si, abandonnant pour un instant l'articulation malade, nous portions notre attention sur les lésions qui, à distance, ont réagi sur elle ; nous trouvons souvent de vieux foyers fibreux ou crétacés des sommets, des ganglions médiastinaux ou mésentériques, des plèvres, du péritoine, et toutes lésions indiquant pour tous les observateurs, d'une façon certaine, une tuberculose peu virulente ou un témoin relativement résistant.

D'un autre côté, n'est-il pas plus logique, lorsque avec des ankyloses on trouve pendant la vie la séro-réaction positive, ou la réaction à la tuberculine, après la mort, la coexistence de tout un ensemble de lésions évidemment tuberculeuses, d'incriminer cette tuberculose plutôt qu'une vague diathèse arthritique, sorte de fantôme que, dans le cas particulier, on surajoute à la réalité tangible. Pour notre part, nous ne pouvons comprendre que quelques auteurs, Pouly (24) entre autres, après être arrivés à démontrer que, chez les rhumatisants chroniques, la séro-réaction tuberculeuse était plus fréquente que chez un nombre égal de sujets dits « normaux » (?), n'en aient pas conclu à la nature fréquemment tuberculeuse du rhumatisme chronique. Pour nous, la valeur de la séro-réaction ne saurait être contestée quand elle est positive : lorsqu'elle est négative, cela n'implique pas, en revanche, que la tuberculose n'ait pas été à l'origine d'un processus ultérieurement devenu banal ; c'est ce qui résulte des recherches de MM. P. Courmont et Froment, entreprises à la demande de M. Pic à l'hospice du Perron sur des tuberculeux séniles, porteurs de lésions évidemment tuberculeuses. La séro-réaction in-

dique un foyer en activité ; les lésions anatomiques cicatricielles ou réactionnelles survivent à sa disparition,
mais lorsque la séro-réaction existe, il est impossible de
ne pas admettre que le sujet est en puissance de tuberculose latente, et il est plus que probable qu'on est dans
le vrai en rattachant à cette infection des processus
réactionnels tels qu'une spondylose.

En résumé, il y a pour la nature tuberculeuse de
tout un groupe de spondyloses, des preuves anatomo-
pathologiques indirectes, à savoir l'existence à l'autopsie
de ces malades, de lésions tuberculeuses certaines généralisées à un grand nombre de viscères, ce qui montre
l'imprégnation tuberculeuse du sujet.

L'absence de preuves anatomo-pathologiques directes, c'est-à-dire d'édifications tuberculeuses dans les
articles chroniquement enflammés, n'est pas un argument irréfutable, cette particularité fait rentrer la spondylose rhizomélique d'origine tuberculeuse dans la
grande classe des manifestations toxi-infectieuses d'origine bacillaire, et plus spécialement des arthropathies
tuberculeuses chroniques pseudo-rhumatismales, rhumatisme tuberculeux du professeur Poncet.

CHAPITRE V

FRÉQUENCE DE LA SPONDYLOSE RHIZOMÉLIQUE D'ORIGINE TUBERCULEUSE

La nature tuberculeuse de tout un groupe de cas de spondylose étant démontrée, il nous reste à nous demander quel est le degré de fréquence parmi les spondyloses, de la forme tuberculeuse.

Nous avons, dans ce but, réuni dans la littérature toutes les observations de spondylose dont nous avons retrouvé la trace, et recherché minutieusement l'étiologie que leur avaient assignée leurs auteurs.

En fait de spondyloses reconnues tuberculeuses, nous n'avons trouvé que les observations qu'au chapitre suivant nous avons réunies à celles déjà publiées par les auteurs lyonnais, leur nombre est relativement peu considérable.

Voici d'abord, à ce point de vue, ce qui résulte des mémoires de Marie et de Léri.

1898. Marie 6 observations (en dehors de celle que nous publions) ; 3 de cause inconnue ; 1 attribuée à un traumatisme ; 1 au froid ; 1 à la blenorragie.

1899. Léri, 19 observations : 1, rhumatisme ; 4 blennor-

ragie ; 3, froid humide ; 1 fatigue musculaire :
I, syphilis ; 9 courant d'air.

Voici maintenant, chronologiquement, les diverses
observations que nous avons pu nous procurer.

1897. Barjon (obs. XXV et XXVI, homme 42 ans et
       homme 37 ans ; aucun détail étiologique.
1898. Spielmann et Etienne, aucun renseignement étio-
       logique.
1899. Kirchgaesser, femme 24 ans (rhumatisme) ;
       femme 20 ans (humidité) ; homme, 28 ans (rhu-
       matisme).
1899. Lichthein, homme, 45 ans, rhumatisme.
— Zenner, homme, 29, 44 et 16 ans, arthritisme.
1899. Morkuszewski, homme, 35 ans, rhumatisme
       aigu.
1900. Gabbi, homme, rhumatisme.
— Hevroch, homme, 16 ans.
1899. Méry, homme, 38 ans, rhumatisme ?
— Regnault, homme, 43 ans, blennorragie.
— Meyer, homme, 37 ans ?
— Raynaud, femme, 22 ans, émotions.
— Kritchewsky, même cas que ci-dessus.
1900. Khinclewsky, homme, 36 ans, blennorragique.
— Lévi et Follet, femme 75 ans ?
1901. Forestier, 23 cas, 1 rhumatisme aigu, 5 rhuma-
       tisme chronique ; 1 goutte ; 2 blennorragie :
       14 cas à étiologie inconnue.
1900. Laignel-Lavastine, homme, 34 ans, oreillons.
— Chaïkewitch, homme, 39 ans, syphilis ?

— Benhoffer, homme, 36 ans ?
— Chmielewski, homme, 36 ans, blennorragique.
— Kollarits, 4 cas, rhumatisme clinique, rôle des infections diverses.
— Pompèk, auto-intoxications.
1901. Perez Vento, 2 cas ?
1902. Baccaroni, homme, 46 ans ?
— Syllaba, homme, 59 ans, scarlatine dans enfance ?
— De Buck et de Bray, homme, 32 ans, fièvre typhoïde ; homme, 28 ans, traumatisme.
— Chmielewski : blennorragie.
— Domenci, homme, 18 ans, fièvre typhoïde.
— Heveroch, homme, 46 ans ?
1903. Babinski, 3 cas, aucun détail étiologique.

Si nous ajoutons à ce total de 88 cas nos 18 observations personnelles, nous obtenons le chiffre de 106 observations sur lesquelles 18 seraient d'origine tuberculeuse, ce qui ferait pour la spondylose d'origine tuberculeuse, une fréquence qui ne serait que de 17 p. 100 environ. Nous avons dit plus haut les raisons pour lesquelles très certainement, cette proportion était en réalité plus élevée, et, parmi les cas à étiologie inconnue ou banale (froid humide, courants d'air, émotion (!)), un grand nombre ressortissent à la tuberculose.

Elle est déjà assez importante pour mériter considération. En dehors de la tuberculose nous croyons noter le rhumatisme, la syphilis, la blennorragie, les auto-intoxications, des séquelles de maladies infectieuses comme la fièvre typhoïde, les oreillons, peut-être la scarlatine. Cette tentative de recherches statistiques, encore de

peu de valeur à cause de la pauvreté des documents de
ce genre, nous amène toutefois, comme d'autres considérations antérieurement développées, à regarder la
spondylose rhizomélique comme un syndrome clinique
déterminé par une série de causes diverses, toutes de
nature infectieuse ou toxique, qui ont pour commune
caractéristique d'agir lentement, insidieusement et de
produire ainsi un processus réactionnel essentiellement
lent et chronique interrompu par des poussées subaiguës,
à la suite desquelles, en général, persiste une aggravation
des phénomènes morbides qui, par suite, ont une marche progressive quoique lente vers le terme naturel du
processus fibro-formatif, l'ankylose complète et définitive des articulations atteintes.

OBSERVATIONS

OBSERVATION I

(par M. Pierre Marie.)

Louis H..., trente et un ans, marchand des quatre saisons, entré à Bicêtre le 24 février 1896.

Rien de spécial dans les antécédents héréditaires, sinon de l'alcoolisme chez son frère et son père.

A eu la rougeole à cinq ans et fut bien portant jusqu'à douze ans ; c'est à ce moment que, pour la première fois, le malade ressentit des douleurs dans les genoux, qui ont évolué lentement et progressivement. Jamais cette attaque n'a nécessité de repos.

A dix-huit ans, se montrent des douleurs très violentes, lancinantes, dans la hanche gauche. Le malade marche péniblement avec des cannes ; cette crise dure quatre mois.

En 1886, les articulations du genou étaient presque intactes ; les deux hanches et la colonne vertébrale étaient ankylosées. La région cervicale s'est prise la dernière. Pendant toute cette longue période, le malade ne s'est pas soigné.

En 1889, il entre à l'hôpital Tenon, dans le service de M. Chantemesse, où il fut traité par les douches chaudes.

Après un séjour de six mois à Tenon, il entre dans le service de M. le Dr Routier, pour y être opéré ; on lui fit la résection des deux hanches.

A droite et à gauche, il y avait fusion complète du fémur et du bassin.

En 1890, le malade est présenté par le Dr Routier à la
Société de chirurgie ; il marche à l'aide de béquilles ; il peut
s'asseoir et écarter les jambes.

Peu à peu, cependant, la gêne des mouvements dans l'articulation coxo-fémorale reparut et alla en progressant.

En mars 1894, il entre dans le service du professeur Jac-
coud, où il reste jusqu'en janvier 1895.

M. Bélin, pendant ce séjour, aurait constaté chez lui des
signes de tuberculose au sommet du poumon gauche. Le
même diagnostic a été porté dans un autre service.

État actuel, le 24 février 1896. — Le malade, dans la station debout, se présente avec une flexion des deux genoux,
flexion à 130 degrés environ ; en même temps, il y a flexion
du bassin sur les cuisses presque de même degré, de sorte
que le tronc, les jambes et les cuisses représentent très bien
un Z.

La face regarde par terre à 2 ou 3 mètres en avant des
pieds. Pour garder son équilibre dans la station debout, il
est obligé d'appuyer ses mains sur la région moyenne de la
face antérieure des cuisses, car sans cela, dit-il, cela lui fait
grand mal dans les reins ; il est tenu de recourir à cette
manœuvre pour s'empêcher de s'affaisser.

Il est forcé, s'il veut aller loin, d'employer des béquilles
pour marcher ; alors, il marche en balançant en avant les
deux jambes ; il peut, avec ses béquilles, marcher pendant
une à deux heures.

(Là s'arrête l'observation de Marie. Nous n'avons aucune
donnée ultérieure sur l'évolution de la maladie.)

OBSERVATION II

(Thèse de Jouve, 1901, p. 50.)

B..., Joséphine, soixante-six ans, journalière, née dans le
Jura, demeurant à Lyon.

Père mort à trente-huit ans, de tuberculose pulmonaire.

Mère morte à soixante-huit ans, d'une attaque d'apoplexie. Quatre frères, dont un mort par accident, les trois autres bien portants.

Réglée à dix-huit ans, régulièrement, jusqu'à la ménopause à quarante-six ans. Deux enfants morts tous deux en bas âge, du muguet. Pas de fausses couches.

Travaille à Lyon dans une teinturerie et est sans cesse exposée à l'humidité. En outre, logement malsain, au rez-de-chaussée, très humide. L'affection actuelle a débuté il y a trois ans. D'abord bronchite, qui semble n'avoir pas été soignée, jamais d'hémoptysies. Au printemps, premières douleurs articulaires.

Le début a eu lieu dans la colonne vertébrale, par la région cervicale.

Colonne dorsale soudée, flexion très limitée, torsion absolument impossible ; la malade tourne tout d'une pièce. Aucune douleur à la pression, ligne des apophyses épineuses non déviée.

Poumons : signes nets de tuberculose au début.

Séro-diagnostic tuberculeux négatif.

OBSERVATION III

(Thèse de Jouve, p. 58.)

Rhumatisme chronique vertébral intéressant surtout la colonne cervicale.

T..., trente-quatre ans, cocher de la Compagnie Générale, à Paris. Aucun antécédent rhumatismal. Pas de maladies dans l'enfance.

Pleurésie, il y a cinq ans. Ethylisme.

Actuellement, colonne cervicale complètement ankylosée ; articulations temporo-maxillaires se meuvent difficilement.

Epaules : Mouvements très limités, craquements très nets. Coudes libres dans leurs mouvements, mais épaissis, empâtés.

Membres inférieurs : Pas de déformation appréciable, mais douleurs térébrantes continues avec exacerbations, surtout la nuit.

OBSERVATION IV

(Thèse Jouve, p. 65.)

Mme B..., cinquante-huit ans, a dirigé un magasin d'ameublements pendant vingt-deux ans. Le magasin était humide.

Antécédents. — Rougeole ou scarlatine (?) dans la première enfance. Quelques amygdalites. A vingt-quatre ans, à la suite de couches, péritonite et, à la suite, sciatique droite.

Antécédents héréditaires. — Nuls. Réglée à quinze ans et demi régulièrement. Mariée à seize ans, quatre enfants, dont une petite fille morte à un an de dothiénentérie.

Il y a vingt ans, douleurs violentes prenant brusquement un jour la malade au milieu de ses occupations et l'obligeant à garder le lit quelques jours. Articulations rouges et gonflées (genoux, chevilles, bras). Douleurs spontanées. Depuis ce temps, quelques légères atteintes.

Maladie actuelle : Début : ménopause subite, il y a dix ans, à la suite d'une secousse morale. Alors suffocations, dyspnée, insomnie, cauchemars, céphalée. Œdème des membres inférieurs ; obésité s'accusant peu à peu. Perte progressive des forces. Il y a quatre ans, les articulations commencent à se prendre : elles ont toutes été frappées rapidement en suivant les membres de l'extrémité vers leur racine. Les douleurs des membres sont continues, exagérées dans les mouvements.

Colonne vertébrale. Région cervicale : mouvements un peu limités, mais non douloureux. Région dorsale et lombaire : ankylose presque complète ; les mouvements y sont très douloureux. Sensation continuelle de brûlure à la région sacrococcygienne. Pas d'escarres.

Poumons : Bronchites répétées les hivers. Expectoration abondante, muco-purulente. Expectoration hémoptoïque ayant duré quelque temps, ne s'est plus reproduite depuis.

Etat général, obésité marquée. Hyperexcitabilité psychique accusée. Insomnie douloureuse. Dyspepsie.

Diagnostic : Rhumatisme chronique vertébral, type complet ou spondylose rhizomélique.

OBSERVATION V

(Thèse de Jouve, p. 73.)

B..., Pierre, cinquante-cinq ans, tailleur de pierres, né à Langeron (Nièvre). Entré le 16 décembre 1889.

Père mort à soixante-dix-huit ans. Avait des douleurs dans les membres inférieurs. Mère morte à soixante-dix ans, présentait une ankylose de la hanche droite qu'elle a gardée plus de trois ans.

Le malade a eu cinq enfants, dont l'avant-dernier a eu des ganglions cervicaux suppurés et dont le dernier a présenté du rhumatisme polyarticulaire aigu.

Antécédents personnels. — Pas de syphilis, ni blennorragie. Dysenterie en Afrique, ayant duré deux mois. Bronchite chronique ayant débuté vers 1870 ; durée, quinze ans. Depuis tousse toujours un peu, légères hémoptysies.

A douze ans, douleurs articulaires très passagères, localisées surtout aux aines. Depuis, ces phénomènes articulaires sont allés toujours en augmentant et la raideur s'installait.

Insensiblement, sans pouvoir préciser la date de début, le malade a senti que sa colonne lombaire se raidissait ; il éprouvait même une douleur dans la flexion du tronc, qui devint de plus en plus limitée. Le fait de se relever est d'ailleurs pour le malade aussi pénible que celui de se baisser.

Le malade insiste beaucoup sur ce fait que les phénomènes vont toujours en augmentant. Dans la station debout, attitude en Z avec demi-flexion des cuisses sur le tronc et des jambes sur les cuisses. Dans la marche, les mouvements se passent dans les genoux. Etat de contracture des muscles de la colonne qui forment une corde tendue. Les mouvements de la tête s'exécutent bien ; rien dans les temporo-maxillaires. Ankylose limitée des deux hanches ; le malade peut s'asseoir, mais ne peut croiser les jambes.

Diagnostic : Arthrite chronique des deux hanches avec ankylose de la colonne vertébrale.

(OBSERVATION VI (résumée).

(Thèse de Jouve, p. 76.)

J... Marie-Catherine, soixante-deux ans, chiffonnière, née à Courroux (Suisse), entrée le 15 mai 1901.

Père et mère morts âgés ; tous deux avaient une très bonne santé. Une sœur et quatre frères bien portants, sauf un qui aurait une bronchite chronique. Pas de phtisiques, beaucoup de rhumatisants dans la famille.

Malade a toujours eu une bonne santé dans son enfance. Variole à quatorze ans. Réglée à treize ans, elle ne le fut jamais régulièrement.

Ménopause à cinquante-deux ans. Mariée à dix-sept ans, pas d'enfants. Il y a une quinzaine d'années, chute à la suite de laquelle la malade se serait fracturée plusieurs côtes à droite ; c'est de ce traumatisme qu'elle fait dater l'origine de ses maux. Pas de rhumes l'hiver, pas de douleurs. Son métier était particulièrement rude, obligée de porter ordinairement de lourds fardeaux et de travailler le plus souvent à l'humidité. Elle ne buvait pas de vin, mais quotidiennement du rhum dans du café. Pas de syphilis. Depuis l'époque du traumatisme, elle s'est mise à tousser l'hiver, avec des douleurs vagues siégeant dans la poitrine, plus marquées au niveau de l'ancienne fracture ; en même temps, l'appétit diminuait, les fonctions digestives s'altéraient et cet état durait souvent un ou deux mois, puis la malade reprenait ses occupations, plus pénibles encore ces dernières années, travail-

lant dehors par tous les temps et habitant dans des logements
très humides.

Depuis deux ans, ces troubles se sont accusés d'une façon
manifeste ; à la toux et au point de côté devenus incessants
se sont joints une oppression au moindre effort, avec une
sensation de fatigue et de courbature généralisée. Les douleurs se sont de plus en plus accentuées à la hanche droite
et dans la région lombaire, aux genoux et aux pieds. Ces
derniers troubles se sont accentués au point d'entraver d'une
façon à peu près complète la marche, et la malade a dû cesser
tout travail depuis un mois.

Toutes les articulations des membres inférieurs sont raides
et le siège de craquements dans leur mobilisation, notam-
ment au niveau des genoux.

Membres supérieurs : tumeurs des doigts au niveau des
phalanges qui ont pourtant conservé leur mobilité.

Rachis : Endolorissement de toute la colonne lombo-sacrée.
La station debout et la marche sont difficiles.

Poumon : sonorité exagérée aux bases en arrière. Respiration un peu obscure à la base gauche ; mêmes signes, avec
sibilance à droite.

Diagnostic porté : Rhumatisme chronique vertébral.

OBSERVATION VII (résumée).

(Thèse de Jouve, p. 79.)

L..., Rosalie, cinquante-deux ans, dévideuse, née dans
l'Isère. Père mort à soixante-douze ans, emphysémateux et
cardiaque sur ses derniers jours. Mère morte à trente-quatre
ans (probablement bacillaire). Un frère et une sœur morts en
bas âge, une sœur morte à la Charité d'un kyste de l'ovaire,
récidive seize ans après l'intervention. Une sœur vivante bien
portante. Pas de rhumatisants dans la famille. Très bonne
santé dans son enfance et sa jeunesse. Réglée à douze ans.
Elle le fut toujours régulièrement jusqu'à cinquante ans. Elle

commença à travailler à huit ans, occupée dans le moulinage, séjournant continuellement dans des ateliers très humides où l'eau circulait en tout temps sur le plancher. A seize ans, elle quitta ce métier pour prendre celui de dévideuse qu'elle a gardé depuis ; elle travaillait chez elle et a toujours habité des logements sains sans trace d'humidité.

Mariée à vingt-quatre ans. Mari bien portant. Deux enfants bien portants.

A trente-cinq ans, après son second accouchement, elle nourrit son enfant et, depuis la fin de l'allaitement, elle remarqua qu'elle était toujours en proie à une soif intense. Le taux des urines avait beaucoup augmenté, mais il n'y avait pas d'affaiblissement général, pas de troubles cutanés. Elle resta ainsi onze ans, jusqu'à quarante-six ans ; c'est alors qu'elle commença à tousser beaucoup, surtout le matin ; dyspnée d'effort et plusieurs hémoptysies. Puis, peu après l'apparition de ces troubles respiratoires, des douleurs se manifestaient dans les articulations, la marche se trouva fort gênée. La malade ne fit aucun traitement.

Examen des urines : Ni sucre, ni albumine.

Poumons : en arrière, à gauche, signes au sommet de tuberculose au début. Dans le reste du poumon et à droite, signes d'emphysème. Rien en avant.

Séro-diagnostic bacillaire négatif, même au 1 5.

Diagnostic : Rhumatisme chronique vertébral.

OBSERVATION VIII (résumée).

(Thèse Montet, 1904, p. 27.)

V... François, trente-trois ans, cultivateur, exerce depuis des années la profession de cultivateur dans un petit village du département du Rhône.

Passé héréditaire et personnel peu chargé. Son père et sa mère sont morts âgés, de maladies inconnues. Ils avaient eu six enfants qui, en dehors de notre ankylosé et d'un de ses frères atteint depuis des années d'une bronchite chronique, continuent à bien se porter.

Jusqu'à vingt ans, sa santé a été parfaite.

En faisant son service militaire, il eut des oreillons rapidement guéris, compliqués d'orchites doubles et d'une légère blennorragie disparue au bout de quelques mois.

N'a pas eu la syuhilis, n'en présente aucun stigmate. Il se maria à vingt ans. Il eut trois enfants, dont deux sont morts en bas âge.

Les lésions articulaires qui ont nécessité son entrée à l'Hôtel-Dieu de Lyon (il fut d'abord admis salle Sainte-Marguerite, dans le service de M. Roque), remontent comme première manifestation à quatre ans environ.

Il éprouva à cette époque des douleurs plus ou moins vives, plutôt intermittentes, dans la région dorso-lombaire. Ces douleurs gênaient la marche, le travail, etc. « Il marchait, dit-il, courbé en deux et ne se trouvait pas trop mal », lorsqu'il y a dix-huit mois, la maladie prit une allure nouvelle, une marche aiguë.

Les douleurs deviennent très vives, continues, avec exacerbations nocturnes, non plus seulement dans la colonne vertébrale, mais dans les deux membres inférieurs. Elles se localisèrent, en même temps, dans les deux genoux, dans les deux hanches.

D'après les renseignements fournis par sa femme et son entourage immédiat, F. V. fut alors bien malade. Il avait de la fièvre, des insomnies, une anorexie variable, mais constante, etc., et surtout il souffrait atrocement dans les régions indiquées.

Aucune médication n'a apporté de soulagement à un tel état ; le salicylate de soude, l'antipyrine, etc., furent vainement employés. Les douleurs étaient toujours violentes, parfois, nous l'avons dit, sous forme de crises. Bientôt survinrent des déformations articulaires qui devaient rendre ce pauvre homme complètement impotent.

Il se présente avec un habitus bien spécial, dans l'espèce bien typique.

Pâle, maigre, très anémié, il est étendu ou plutôt immobilisé dans son lit par une quadruple ankylose des grandes articulations des membres inférieurs et par une rigidité en barre de fer, des articulations dorso-lombaires.

L'examen radiographique a, d'autre part, ratifié le diagnostic clinique d'ankylose osseuse, complété, d'ailleurs, par l'examen sans anesthésie générale.

Il s'agit bien d'ankyloses osseuses par fusion intime des surfaces articulaires entre elles, pour la plupart des articulations frappées, et pour la jambe droite avec jetées périostiques et capsulaires également de nature osseuse.

L'examen de tous les organes a été négatif. Malgré une investigation minutieuse, il n'a pas été possible de trouver trace d'une infection antérieure ayant pu provoquer ces accidents articulaires, ou d'une affection présente, mettant sur la voie d'un diagnostic pathogénique.

L'auscultation des poumons pratiquée à plusieurs reprises a été également négative.

Des injections sous-cutanées de tuberculine ont donné chez ce rhumatisant un résultat positif. F. V. a réagi d'une façon très nette.

Pas de troubles des sphincters.

Réflexes exagérés.

Trépidation épileptoïde, pas de Babinsky.

Diagnostic porté : Spondylose rhizomélique de Marie, d'origine tuberculeuse.

OBSERVATION IX

(Thèse Montet, p. 31, due à l'obligeance du Dr Gonnet, qui présenta le malade à la clinique de M. Poncet, au mois de juillet 1903.)

Rhumatisme tuberculeux ankylosant, à forme spondylo-rhizomélique de Marie. — Tuberculose pulmonaire (pas d'autre infection que la bacillose).

Eugène R..., âgé de vingt-neuf ans, habite Lyon où il exerce depuis longtemps la profession de régleur sur papier. Pas d'antécédents héréditaires appréciables. Pas de maladies vénériennes passées ou présentes. Pas de blenn'orragie. Santé parfaite jusqu'à l'époque du service militaire, pendant lequel il aurait eu deux bronchites de courte durée chacune ; depuis, le malade s'enrhume facilement pendant l'hiver.

Il y a cinq ans, la toux est devenue plus forte et plus fréquente. A ce moment, perte de l'appétit, amaigrissement notable, crachements de sang, sueurs nocturnes, etc. Le Dr Gonnet constata alors une induration bacillaire du sommet droit.

Ce diagnostic clinique fut confirmé par l'examen bactériologique des crachats, examen pratiqué par M. Mérieux, chimiste-expert.

Toutes les préparations contenaient de nombreux bacilles de Koch.

Sous l'influence du repos et d'un traitement général, l'état de ce bacillaire se modifia heureusement. Il put reprendre sa vie habituelle.

Il y a deux ans, apparition de nouveaux accidents, sous forme de douleurs, paroxystiques, spontanées et provoquées, dans la région dorso-lombaire, puis dans l'épaule droite, dans les deux hanches, dans l'épaule gauche, dans les articulations sterno-claviculaires. En même temps, raideur dans la région lombaire.

Cette situation, qui s'accompagnait de gêne dans la marche pendant le travail, était à peu près stationnaire, lorsqu'il y a deux mois, en mai 1903, les articulations cervicales se prirent à leur tour, d'où une gêne considérable et une limitation marquée des mouvements du cou.

Lorsque M. Poncet examina ce malade, en juillet 1903, il constata tous les signes d'un rhumatisme tuberculeux ankylosant, d'une maladie de Marie, en pleine évolution. Il ne put que confirmer le diagnostic du Dr Gonnet. On note, à ce moment, qu'Eugène se tient aisément debout, mais dans une attitude figée, soudée, pour ce qui est, au moins, de la partie supérieure du corps.

I.a tête est fortement penchée en avant, elle est encore capable de quelques mouvements de rotation, mais très limités.

Dans les mouvements d'élévation, le menton arrive avec peine à être horizontal ; dans les mouvements de flexion maximum, il reste distant du sternum de trois travers de doigts.

A la région dorso-lombaire, même raideur, mêmes signes de polyarthrites ankylosantes.

Pour ramasser un objet placé à ses pieds, E. R... est obligé de fléchir les genoux, encore doit-il, avec la main gauche, prendre un point d'appui sur un aide voisin, la régidité de la colonne vertébrale ne lui permettant pas les mouvements du tronc, propres à assurer son équilibre.

Les articulations des deux épaules, des deux hanches sont le siège du même processus, qui se traduit par une gêne notable, progressive, des mouvements, avec tendance invincible, comme dans les cas bien connus de ce genre, à l'ankylose.

Nous n'insisterons pas autrement sur cet ensemble symptomatique qui, dans l'espèce, n'offre rien de spécial, mais nous tenons à faire remarquer que, dans le cas présent, comme dans ceux imputables à d'autres pseudo-rhumatismes, au rhumatisme blennorragique, par exemple, le traitement à l'intérieur par le salicylate de soude, par l'antipyrine, traitement employé à diverses reprises, n'a donné aucun résultat.

E. R..., chez lequel les signes stéthoscopiques du sommet du poumon droit révèlent encore un foyer bacillaire mal éteint est un beau type de spondylose rhizomélique. Il paraît, comme ses congénères, s'acheminer lentement, mais sûrement, vers l'ankylose complète de la colonne vertébrale et des quatre grandes articulations des membres.

OBSERVATION X

Ce spondylosique a été obligeamment envoyé à M. Poncet
par M. le Dr Paul Courmont, médecin des hôpitaux, et a été
présenté à la Société de médecine de Lyon le 1er février 1904.

*Rhumatisme tuberculeux ankylosant, à forme spondylo-rhizo-
méliquc de Marie. — Tuberculose pulmonaire* (pas d'autre
infection que la bacillose).

Il s'agit d'un homme de cinquante-cinq ans, verrier, entré
à l'Hôtel-Dieu le 9 décembre 1903 (salle Saint-Philippe, service de M. Poncet). Le malade n'a pas d'antécédents qui mé-
rient de fixer l'attention : son père est mort hydropique, sa
mère a été emportée en quarante-huit heures par des accidents pulmonaires. Il a une sœur bien portante. Marié, il est
père de cinq enfants bien portants ; un autre enfant mourut
quelques jours après sa naissance.

Pas d'affections vénériennes. *Jamais, à aucune époque, de
blennorragie.* Un peu d'éthylisme.

Depuis 1870, cet homme souffre, dit-il, de *rhumatismes qui
reviennent de temps à autre.*

Il y a quatre ans, il fit, pour une bronchite, un séjour de
deux mois à l'hôpital Saint-Pothin.

Au mois de juillet dernier, il s'est remis à tousser, à cra-
cher. Pas d'hémoptysie. Pas de fièvre, pas de sueurs nocturnes.

A son entrée à l'hôpital, cet homme, qui est amaigri, es-
souflé, présente les symptômes suivants :

Au poumon droit, en avant, la respiration est brève et
rude, sans râles. En arrière, il existe de la douleur à la per-
cussion des fosses sus- et sous-épineuses, qui paraît due, en
partie, à un traumatisme antérieur. Submatité, vibrations
exagérées, inspiration rude et brève, expiration prolongée.

A l'extrême base, on constate de la submatité avec respiration diminuée et de gros râles de bronchite.

Au poumon gauche, on trouve de la submatité à la partie moyenne du poumon ; les vibrations semblent diminuées. On entend, vers la pointe de l'omoplate, un gros souffle, aux deux temps, à timbre creux ; il s'accompagne d'égophonie et surtout de pectoriloquie aphone très marquée.

Au sommet, la respiration est rude et l'inspiration brève. L'expectoration est muco-purulente.

Le cœur est normal. Il n'y a pas de troubles digestifs ; le foie seul est un peu gros.

La colonne vertébrale est presque complètement ankylosée dans sa portion cervicale. Les mouvements y sont très limités; ils s'effectuent avec la plus grande difficulté. Cette soudure s'est faite d'une façon lente, insidieuse, sans qu'il y ait eu, au cours de son développement, le moindre épisode aigu. A la palpation, on réveille pourtant un peu de douleur au niveau de la 5e cervicale.

Ce processus ankylosant tend à s'étendre aux articulations des membres, et l'articulation de l'épaule droite est particulièrement touchée ; ses mouvements sont très limités. Il n'existe pas d'autres signes apparents d'arthrite.

En résumé : *rhumatisme tuberculeux ankylosant, spondylose rhizomélique en marche chez un phtisique, indemne de toute autre infection que la tuberculose. — Spondylose rhizomélique de nature tuberculeuse, suivant le diagnostic de **MM. Courmont et Poncet.***

OBSERVATION XI

La troisième observation que nous publions est empruntée à un médecin américain.

Elle a d'autant plus d'intérêt qu'à l'instar de celles que nous avons exhumées de la thèse de Jouve *(loc. cit.),* elle a été prise en dehors de toute idée sur une relation quelconque entre la dehors de toute idée sur une relation quelconque entre la tuberculose et la spondylose. Et cependant, ce dernier malade est aussi, comme on le verra, un tuberculeux avéré. Chez lui, il n'existe pas d'autre cause infectieuse appréciable des accidents polyarticulaires que la bacillose.

C'est à la *Revue d'orthopédie* du 1ᵉʳ mars dernier que nous empruntons textuellement l'analyse de cette observation, communiquée par M. le Dʳ Elliot à l'Académie de médecine de New-York, dans la séance du 20 novembre 1903 .

Présentation d'une colonne vertébrale provenant d'un sujet atteint de la maladie décrite par Marie.

Ce malade est vu pour la première fois par le Dʳ Elliot, en 1897. Il l'endormit alors sans pouvoir faire le diagnostic. Le malade souffrait de douleurs violentes au niveau de l'articulation coxo-fémorale, atteinte d'hyperesthésie. Il ne pouvait pas supporter le poids des draps ; l'articulation fut trouvée ankylosée.

C'était un sujet russe, âgé de trente-six ans, qui entra à l'hôpital presbytérien pour des douleurs au genou. Il était venu en Amérique pour éviter le service militaire. En effet, examiné quinze ans auparavant, il avait été déclaré bon pour le service. Lors de son admission à l'hôpital, les douleurs se calmèrent, grâce au port d'un appareil et à l'extension du genou. Au bout d'un an et demi, il revint, souffrant de douleurs au niveau de la hanche gauche, qui fut trouvée ankylosée. Petit à petit, le processus morbide gagna la portion inférieure de la colonne vertébrale, puis les régions dorsale et cervicale ; enfin la hanche droite et les épaules, ces dernières à un degré beaucoup moindre.

De bonne heure, il *fut atteint de tuberculose pulmonaire ;* on trouva des bacilles dans les crachats, puis les deux maladies firent des progrès simultanés. *Il mourut de tuberculose au bout de deux mois environ.* Le spécimen est bien le type décrit par Marie en 1897, dans la *Revue de médecine.*

Il décrivit alors deux cas presque en même temps que Bern-
hardt. L'évolution fut la même, envahissant les grandes articulations et les hanches, tout en laissant intactes les petites
articulations. La déviation vertébrale fut progressive, les symptômes douloureux se calmèrent peu à peu, le malade ne
souffrant que de l'ankylose de ses hanches.

L'auteur fait passer les pièces de la colonne et les articulations ankylosées.

OBSERVATION XII

(D'Hilton Fagge est la première en date (1876). La voici résumée par Léri André, *Rev. de méd.*, 1899, p. 619.)

Homme de trente-quatre ans pris pour un phtisique et que
l'autopsie montra bronchectique sans tubercules dans les poumons, mais avec seulement des dépôts calcifiés dans les ganglions mésentériques. Il ne pouvait marcher que soutenu. Il
restait assis dans son lit à cause d'une vive dyspnée. Il ne
pouvait que peu mouvoir le cou, les vertèbres dorsales for-
maient une longue courbe peu ou pas mobile ; la poitrine
était aplatie transversalement, projetée en avant sur la ligne
médiane ; les côtes paraissaient tout à fait fixées et la respiration entièrement abdominale. L'abdomen formait un angle
avec la poitrine ; toute la surface cutanée jusqu'à l'ombilic
étant en contact avec la peau de la partie inférieure du thorax.
La hanche droite était aussi fixée. Cœur normal et pouls à
84. Urine normale.

Il n'est pas question des épaules.

Mort au bout d'un mois.

Certes, si l'autopsie qui a suivi n'avait montré exactement
les lésions que nous avons retrouvées, l'observation clinique
ne nous permettrait pas de nous risquer à en faire un cas de
spondylose rhizomélique.

OBSERVATION XIII

(De Teixidor-Sunol, analysée par Leri, *Independencia medica de Barcelone,* 31 mai 1898.)

Il s'agit d'un jeune homme pauvre, dans de mauvaises conditions hygiéniques, ayant des antécédents héréditaires tuberculeux, mourant à vingt-trois ans d'une tuberculose dont les premiers signes s'étaient manifestés trois ans avant.

A huit ans, ce jeune homme avait eu une attaque de rhumatisme polyarticulaire aigu. Ouvrier dans une fabrique d'estampes, il travaillait dans l'humidité. Parfaitement guéri, il ne ressentit plus aucune manifestation articulaire après un repos au lit de quelques jours, mais les douleurs revinrent rapidement et se localaisèrent aux hanches, puis à la colonne vertébrale et aux épaules. Partout elles sont suivies d'ankylose, alors que les coudes, poignets, mains, chevilles et pieds restèrent libres ; le corps prit la forme d'un Z. L'intelligence restait intacte. Aucun traitement ne produisit de résultat (salicylates, iodures, arsénicaux) ; seule, l'huile de foie de mroue le soutint un peu. Il devin tuberculeux à vingt ans et mourut à vingt-trois ans.

OBSERVATION XIV

(Recueillie à l'hospice du Perron, dans le service de M. Pic, par M. Corneloup, interne des hôpitaux.)

D... Pierre, quarante-quatre ans, entre à l'hospice du Perron le 10 janvier 1903, salle Paul Jouve, n° 1.

Rien à noter au point de vue des antécédents héréditaires. Sa femme est morte de tuberculose pulmonaire. Il a eu six enfants, dont trois sont morts en bas âge de maladies indéterminées.

Il n'a jamais eu aucune espèce de maladie vénérienne ; il nie énergiquement en particulier toute blennorragie. Aucun stigmate de syphilis. Aucune cause d'intoxication. Pas d'alcoolisme.

Comme maladies auxquelles il est sujet, il signale spontanément les bronchites tenaces, durant trois et quatre mois et à répétition fréquente, avec toux et avec expectorations abondantes, sans hémoptysies.

A dix-huit ans, il souffrit pendant un mois au niveau de la cuisse et de la hanche droite et, depuis trente ans, il est sujet à avoir des douleurs erratiques dans les membres.

Au mois d'avril 1897 (il avait trente-huit ans), début de l'affection actuelle par des douleurs de la colonne cervicale, avec flexion en avant, inclinaison de la tête à gauche, rotation de la face à droite ; on croit à un torticolis, puis à un mal de Pott sous-occipital ; un chirurgien de l'Hôtel-Dieu applique une minerve plâtrée, puis l'envoie à l'asile des convalescents de Sainte-Eugénie. Disparition des douleurs : se croyant guéri, il revint se faire enlever la minerve, mais les douleurs reparurent aussitôt ; on lui en remit une seconde, mais inutilement. Les douleurs firent ensuite leur apparition dans les épaules, puis de nouveau dans la colonne au niveau du dos, puis des lombes, puis des hanches surtout à droite. En même temps, les mouvements des articulations de ces diverses régions allèrent en se limitant de plus en plus ; inversement, les douleurs se sont atténuées, en même temps que l'ankylose a progressé.

Actuellement, les phénomènes douloureux n'existent plus que par périodes, sorte de paroxysmes pendant lesquels le malade semble trouver une phase aiguë, avec douleurs plus vives, plus continues et avec plus grande limitation des mouvements.

Actuellement, tout mouvement spontané ou provoqué a disparu au niveau de la colonne vertébrale ; au niveau des lombes, l'ensellure normale a disparu, de sorte que la colonne est rectiligne jusqu'à la région dorsale supérieure où existe au contraire une courbure brusque à convexité postérieure et à l'origine du cou le profil du dos se. continue avec celui de la région cervicale, la colonne cervicale étant fléchie obliquement en avant avec inclinaison latérale à gauche, la tête étant au contraire fixée en rotation à droite.

Pas de saillie marquée ni isolée d'une apophyse épineuse ; pas de douleur à la pression à leur niveau. Le malade ne peut regarder en l'air ni baisser la tête, ni la tourner d'un côté ou de l'autre ; il est obligé, pour regarder latéralement, de faire subir à tout son corps un mouvement de rotation ; on ne peut provoquer aucun mouvement passif de la tête ni de la colonne.

Au niveau des membres inférieurs, ankylose de la hanche droite en flexion, avec légère adduction et rotation en dedans, les mouvements provoqués de la cuisse entraînent le bassin.

Quelques douleurs dans la hanche gauche, mais moins marquées, avec un peu de réduction des mouvements, sans ankylose à proprement parler. Craquement dans les deux genoux ; les mouvements du genou droit sont limités. Rien d'anormal dans les articulations tibio-tarsiennes, ni dans les pieds. Exagération des réflexes rotuliens, surtout à droite ; pas de trépidation épileptoïde, pas de Babinski ; réflexe du tendon d'Achille un peu exagéré des deux côtés.

Par suite de l'ankylose de la hanche droite, le malade ne peut se redresser et en marchant pivote autour de cette hanche droite immobile.

Aux membres supérieurs, on ne trouve de phénomènes articulaires qu'au niveau des épaules ; rien du côté des mains ni du coude. Les mouvements d'élévation et d'abduction des bras sont limités. Craquements dans les épaules. Les douleurs irradient le long des clavicules. Pas de douleurs à la pression des articulations sterno-claviculaires. Rien du côté des articulations temporo-maxillaires. Pas de troubles trophiques notables. Pas de contractures fibrillaires.

Les urines contiennent un peu d'albumine ; au cœur, les bruits sont sourds, avec un galop net.

Aux poumons, submatité au sommet gauche avec expiration prolongée. Le malade tousse un peu.

Janvier 1903. — Depuis le début de l'hiver 1902-1903, l'état général s'est aggravé ; pendant tout le cours de l'année, il ne s'était plaint de temps à autre que d'une exaspération de douleurs articulaires ; mais depuis trois mois, ce sont les phénomènes pulmonaires, peu importants auparavant, qui occupent le premier plan.

Actuellement, au sommet gauche, soit en arrière, soit en avant, matité, exagération des vibrations, retentissement de la voix et de la toux, craquements humides abondants, descendant en avant jusqu'au niveau de la ligne mamelonnaire. A droite, pas de bruits anormaux. Expectoration abondante, purulente.

Le séro-diagnostic tuberculeux, pratiqué au laboratoire de MM. Arloing et P. Courmont, est positif au 15e, agglutination peu dense.

15 mars. — L'état du malade s'aggrave rapidement ; des phénomènes laryngés se sont produits ; la toux est aphone, pénible, incessante ; sueurs nocturnes, anorexie, amaigrissement.

21 mars. — Le malade succombe aux progrès de son affection pulmonaire et laryngée.

23 mars 1903. — *Autopsie.*

Appareil pulmonaire. — Le sommet gauche est très adhérent ; au centre existe une énorme caverne ; les parties voisines de cette excavation sont atteintes de broncho-pneumonie tuberculeuse typique ; pourtant, on remarque un semis de granulations les unes grises, les autres jaunes.

Au sommet droit, sclérose pulmonaire d'une origine manifestement tuberculeuse ; dans toute l'étendue du poumon droit, véritable infiltration par des granulations tuberculeuses, les unes grises, les autres jaunes.

Le poumon droit pèse 850 grammes, le gauche 460.

Le cœur pèse 400 grammes ; il est gros et mou ; le ventricule gauche a ses parois un peu augmentées d'épaisseur, mais l'hypertrophie est moindre que la dilatation.

Le foie est énorme, du type graisseux ; il pèse 3 kg. 600.

Les reins pèsent, le gauche 170 grammes, le droit 250 grammes ; des deux côtés, la substance corticale est décolorée ; un peu marbrée, avec une capsule peu adhérente ; les étoiles de Virheryen sont très visibles[e]; à la coupe, on découvre des granulations abondantes, soit grises, soit jaunes.

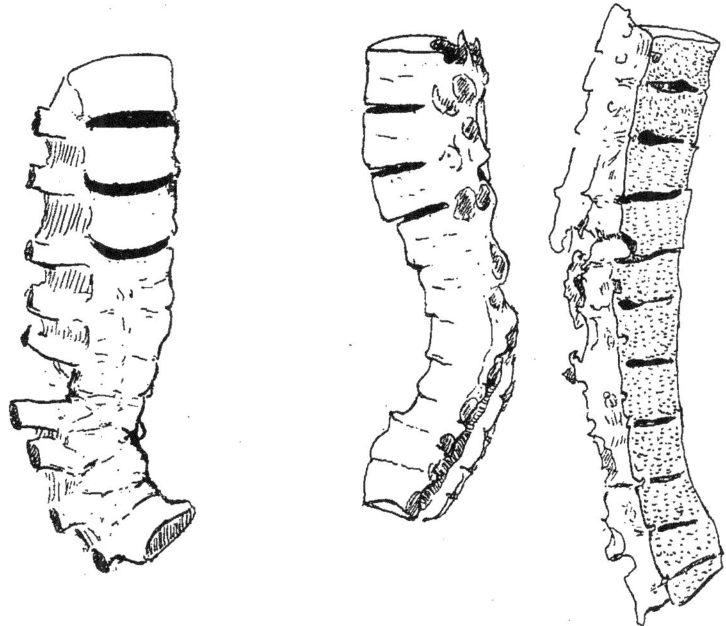

SPONDYLOSE RHIZOMÉLIQUE

Colonne Vertébrale. Amincissement des disques intervertébraux
avec pourtour ossifié en plusieurs points.

*(Dessin exécuté d'après une pièce provenant du malade
de l'Observation XIV.)*

En somme, les reins ont l'aspect de gros reins blancs avec poussée de granulie récente.

La rate est grosse et pèse 280 grammes.

L'aorte présente un peu d'athérome au début de la crosse.

Le cerveau est sain, sauf un certain degré d'œdème méningé et intra-cérébral.

Le mésencéphale ne présente aucune altération, non plus que la moelle épinière.

Les articulations coxo-fémorales présentent l'une et l'autre des signes d'inflammation chronique ; à gauche, les altérations sont légères ; à droite, elles sont très prononcées.

Il s'agit d'une altération velvétique des cartilages diarthrodiaux, avec stalactites osseuses ; les cartilages sont érodés en outre en plusieurs points; les deux surfaces articulaires opposées adhèrent par ces points érodés ; mais cette ankylose est en somme incomplète et l'on peut, en déployant un certain effort, désarticuler la hanche. Les fémurs sont un peu augmentés d'intensité. Les genoux offrent une altération de même ordre, mais beaucoup moins accusée ; il en est de même des épaules.

La colonne vertébrale offre des lésions constituées essentiellement par l'amincissement des disques intervertébraux ; leur pourtour est ossifié en quelques points, mais incomplètement, de sorte que presque tous les disques peuvent encore être sectionnés au bistouri; toutefois, au niveau de plusieurs espaces intervertébraux, l'ossification du grand surtout ligamenteux antérieur empêche la lame de pénétrer ; les autres ligaments intervertébraux sont de même ossifiés en plusieurs points, de sorte que la désarticulation est difficile, quoique en définitive possible sur la plupart des points. Ossification incomplète des articulations costo-transverses. En résumé, l'ankylose vertébrale est moins complète qu'on ne pouvait s'y atendre d'après les phénomènes cliniques (v. fig., p. 58).

EXAMEN HISTOLOGIQUE. — *Cœur :* légère sclérose par îlots disséminés périvasculaires. Quelques fibres en voie de segmentation. Les cellules elles-mêmes sont bien colorées.

Reins : Les glomérules sont sains ; les *tubuli contorti* ont leur épithélium net ; il existe seulement en quelques points un peu de sclérose en nappes interfasciculaires. Malheureusement, les coupes n'ont pas porté sur les granulations visibles à l'œil nu.

OBSERVATION XV

(Hospice du Perron. Service de M. Pic.)

Le nommé M... entre à l'hospice du Perron, salle Saint-Lazare, n° 25, en 1886, à l'âge de vingt-sept ans. L'observation suivante est prise en décembre 1888.

Pas d'antécédents héréditaires. Une sœur morte en bas âge à la suite de convulsions. Un frère et une sœur bien portants. Dans le jeune âge, coqueluche. A douze ans, fluxion de poitrine (?) ayant duré six mois.

En 1881, à l'Hôtel-Dieu, chancre mou : l'inoculation de ce chancre sur la cuisse du malade a été négative.

La même année, variole soignée à l'hôpilat de la Croix-Rousse. Pas d'alcoolisme. Pas d'impaludisme. Pas de rhumatisme articulaire aigu. Le malade a été réformé au conseil de revision pour faiblesse de constitution. A quinze ans, il aurait couché dans un logement humide.

En 1876, à l'âge de dix-sept ans, apparaissent aux membres supérieurs et inférieurs des souleurs peu intenses avec craquements articulaires et qui ne l'obligèrent pas à suspendre son travail.

Puis les douleurs se généralisèrent ; la colonne vertébrale devint rigide, et le malade dut cesser de travailler. Les membres ne tardèrent pas à s'atrophier. En 1882 est survenue une hydarthrose du genou droit qui a disparu depuis.

Actuellement (décembre 1888). — Les douleurs ont disparu dans n'importe quelle région depuis un an environ. L'appétit est bon. La marche se fait assez facilement avec une canne. Le malade traîne un peu la jambe, il avance courbé en deux, et ses jambes se détendent avec une certaine raideur, surtout la gauche.

Pupilles dilatées, régulières ; pas d'arc sénile bien accusé, myopie ancienne. Pas d'incontinence des matières et des urines. Quelques raideurs au genou droit, surtout dans les mouvements de flexion et d'extension. Le malade ne peut fléchir sa colonne dorsale et lombaire, la colonne cervicale est plus flexible, mais les torticolis sont fréquents.

Aux membres supérieurs, légère contracture à gauche. Force musculaire également diminuée du même côté, surtout dans les efforts d'extension. Réflexes rotuliens et olécraniens exagérés. Tremblements fibrillaires et secousses beaucoup plus fortes autrefois, au dire du malade. Sensibilité intacte.

Cœur : Pointe au 4e espace : premier bruit sourd, rythme particulier ; deux ou trois révolutions de longueur et de durée normales, suivies de deux ou trois autres plus rapides, puis d'un silence un peu prolongé, sans toutefois d'intermittences. Enfin, reparaît la première série de révolutions lentes, et ainsi de suite.

Aux poumons, expiration un peu prolongée au sommet droit. Troubles trophiques : aucun muscle n'est complètement atrophié, mais tous ont notablement diminué de volume.

Troubles vaso-moteurs. Jambes froides.

Le 5 janvier 1898, M. Pic voit le malade pour la première fois et fait, à dater de ce jour, ajouter successivement les notes suivantes :

5 janvier 1898. — La marche se fait toujours comme il a été dit plus haut et, sur un terrain sans aspérités, le malade peut même se passer de canne, mais, dès qu'il lui faut monter un peu, il perd l'équilibre s'il n'a pas de point d'appui.

Aux membres inférieurs, on ne note pas de déformation ni de déviation. Tous les mouvements sont possibles dans les articulations des genoux et des cous-de-pied ; quelques légers craquements, qui disparaissent quand on a imprimé plusieurs mouvements successifs. Les articulations coxo-fémorales sont complètement ankylosées. Les cuisses sont en extension normale. Il est impossible de leur faire faire un mouvement, pas plus de flexion ou d'extension que d'adduction ou d'abduction. Le malade, pour marcher, est obligé de pivoter sur chacun de ses membres,

Les réflexes rotuliens sont un peu exagérés, la sensibilité est intacte.

Aux membres supérieurs, la force est assez bien conservée, bien que les muscles soient diminués en masse. Tous les mouvements sont possibles, sauf à l'épaule droite, où le bras ne peut s'élever au-dessus de l'horizontale, le malade ne peut mettre la main sur sa tête. Pas de contractures. La colonne vertébrale est rigide, sauf à la région cervicale, où les mouvements sont assez étendus, mais les torticolis fréquents.

Pas de déformation de la colonne ni de points douloureux à son niveau. Quelques secousses musculaires dans les membres, assez rares aujourd'hui, mais plus fréquentes au début. Toutes les douleurs ont à peu près disparu. L'état général est assez bon, quoique le malade soit très maigre, presque un peu cachectique, et paraît notablement plus âgé que ne le comporte son âge réel.

Le cœur bat dans le 4e espace, en dedans du mamelon. Les battements sont forts et soulèvent énergiquement la paroi thoracique. Les bruits sont très nets, les révolutions régulières, 92 à la minute. Le pouls est petit et régulier. Mêmes signes aux poumons, le malade ne tousse pas. Pas d'albumine.

6 janvier 1898. — Quand le malade est debout, la tête et la colonne vertébrale se placent sur un même plan horizontal; les deux omoplates se détachent très nettement et font une forte saillie. Il y a un enfoncement profond de la colonne vertébrale et une ensellure lombaire. Le malade se mobilise en masse quand on veut lui faire faire quelques mouvements de flexion ; il fléchit le genou pour ramasser un objet à terre.

Le malade a fait, au début de sa maladie, une saison à Aix. En en revenant, il a constaté que ses deux hanches commençaient à s'ankyloser.

20 mars 1903. — Il y a quatre jours, le malade est sorti et aurait pris froid. Le lendemain, un peu d'anorexie, le surlendemain frisson, point de côté violent sous le mamelon, toux fréquente et pénible, mais pas d'expectoration.

Ce matin, à l'examen, on note : matité dans les deux tiers supérieurs du poumon gauche, vibration thoracique notablement augmentée sur ce point ; à l'auscultation, pluie de râles crépitants fins, nombreux, inspiratoires, s'entendant surtout dans les deux tiers inférieurs du poumon en arrière et dans l'aisselle, mais pas de souffle ni d'égophonie, un peu de pectoriloquie aphone, aucun signe d'étranglement, les râles s'entendent bien jusqu'en bas.

Au cœur, impulsion énergique de la pointe, bruits nets et bien frappés.

23 mars. — Le séro-diagnostic tuberculeux, pratiqué par M. Froment, interne des hôpitaux, dans le laboratoire de M. le professeur Arloing, et sous la direction de M. P. Courmont, est positif.

31 mars. — Depuis le 20, à signaler de nombreux incidents. Peu après les râles crépitants de la base gauche, est survenu un souffle intense avec bronchophonie.

23 mars. — Etat grave, dyspnée extrême, le pouls est à 142, la respiration à 35. On place alors un vésicatoire. Jusque-là, la température avait oscillé irréguilèrement entre 39 et 40 degrés. Le lendemain, elle est à 38°9, puis elle descend en lysis jusqu'à 38 degrés le 26 au matin, la courbe de la respiration et du pouls lui étant parallèle. Mais, depuis lors, bien que le malade se trouve bien, la température est remontée graduellement, avec des oscillations : 38°2 le matin, 39°4 le soir. Ce matin, avec 38°1, un pouls à 95, une respiration à 20 et une certain degré d'euphorie, les signes physiques sont d'une grande intensité.

A la base gauche, en arrière, les râles crépitants de retour ne sont point apparus. Le souffle persiste avec une intensité même plus grande : il s'agit d'un souffle tubulaire à timbre métallique, peu d'exagération des vibrations. Le souffle s'entend jusqu'à l'angle de l'omoplate ; au-dessus, on perçoit dans le tiers supérieur quelques râles crépitants inspiratoires rien dans la fosse sous-épineuse. En outre, en avant, dans la fosse sous-claviculaire, la matité est énorme, avec peu d'exagération des vibrations, souffle tubulaire énergique, avec mélange de râles crépitants et sous-crépitants à timbre métallique. Rien d'anormal au niveau des fosses sus-claviculaires.

Cœur régulier, un petit frottement aux deux temps. Le malade a pâli et maigri, mais il n'a pas le teint terreux.

L'expectoration est abondante, formée de deux parties : l'une muqueuse et aérée, l'autre adhérente au vase, de couleur gelée d'abricots.

3 avril. — L'expectoration change de caractère, elle est abondante, encore adhérente au vase, de teinte brune assez marquée. Malade pâle, dyspnée très intense. Depuis le 26, la température est à grande oscillation, avec maxima vespéraux.

5 avril. — Numération des leucocytes du sang, 3750 par millimètre cube.

Cytologie du sang et du liquide d'un vésicatoire. Après coloration par l'éosine, hématéine, après fixation par l'alcool-éther et par le triacide d'Ehrlich après fixation par le chloroforme.

Sang : Mononucléaires, 53 % ; polynucléaires, 41 % ; éosinophiles, 6 %. — Vésicatoire : monnonucléaires, 54 % ; polynucléaires, 36 % ; éosinophiles, 10 %.

10 avril.— Depuis le 1er avril, l'état général a un peu baissé; la température est à très grandes oscillations, de 37°5 le matin à 39°8 ou 40 degrés le soir.

Ce matin, la température est à 37°3, la respiration à 24, le pouls à 100. Le malade a un peu pâli, mais pas de teinte terreuse ; l'expectoration qui, ces jours derniers, était de teinte chocolat, est nulle.

Localement, les signes se sont modifiés. Depuis hier soir, matité dans tout le sommet gauche, avec persistance de la sonorité au niveau de l'espace semi-lunaire de Traube ; bronchophonie, pectoriloquie aphone, quelques râles inspiratoires à timbre métallique à partir de la fosse épineuse et plus abondants à la base. En avant, matité de bois sous la cla vicule et dans la fosse sus-claviculaire, avec diminution des vibrations ; souffle tubaire, retentissement de la voix et de la toux, pectoriloquie aphone, pas d'égophonie ; les râles métalliques prennent ici le caractère de gargouillement et s'entendent même en dehors des efforts de toux.

L'examen du squelette montre une ankylose complète des deux hanches, incomplète de l'épaule droite, avec cyphoscoliose et rigidité de la région dorsale de la colonne, intégrité presque complète des articulations des régions cervicale, lombaire et lombo-sacrée.

Exagération des réflexes rotuliens et trépidation épileptoïde.

13 avril. — Depuis le 10, bien que la température soit redevenue presque normale, l'état général s'est aggravé, la dyspnée et la cyanose sont devenues extrêmes, ainsi que l'amaigrissement, le pouls filiforme, et le malade a succombé ce matin.

15 avril 1903. — AUTOPSIE.

Appareil respiratoire : Le poumon droit pèse 870 grammes et le gauche 950 grammes. On constate l'existence d'une symphyse pleuro-pariétale complète à gauche, d'autant plus serrée que l'on se rapproche du sommet, où la plèvre viscérale, d'aspect lardacé, a une épaisseur de près de 2 centimètres et se continue sans interruption avec un tissu de même nature plongeant dans la profondeur de la fosse sus-claviculaire ; à ce niveau, le poumon présente une consistance dure, une coloration noirâtre, avec, au centre, des cicatrices fibreuses denses, mais pas de tubercules nets.

Le lobe supérieur offre dans son entier un aspect ramifié ; il est formé d'un tissu dense, rougeâtre, allant au fond de l'eau, ne crépitant en aucun point. En en examinant la coupe a jour frisant, on y voit plusieurs très petites granulations grises. Le lobe inférieur et l'extrémité inférieure du lobe supérieur présentent des îlots confluents de broncho-pneumonie tuberculeuse, sans aucun point de suppuration.

En résumé, ce poumon présente des lésions typiques de

fausse pneumonie franche tuberculeuse à la période d'état
en bas, au début en haut et, en outre, une vieille pneumonie
tuberculeuse pleurogène du sommet.

A droite, symphyse nette, mais non serréee; au sommet,
quelques cicatrices tuberculeuses, ailleurs œdème pulmonaire.

Cœur : Poids, 370 grammes. Abondant épanchement péri-
cardique, sans trous d'inflammation ; un peu d'insuffisance
tricuspidienne, avec dilatation de l'anneau et amincissement
des parois du ventricule droit ; l'aorte est souple, une seule
plaque d'athérome.

Les reins sont congestionnés ; ils pèsent l'un et l'autre
130 grammes.

La rate pèse 200 grammes, rien d'anormal. Le foie pèse
1500 grammes, type de foie cardiaque. La moelle et le cerveau ne présentent rien à signaler, à l'œil nu.

Les deux articulations coxo-fémorales sont ankylosées à angle très obtus ; il s'agit d'une ankylose osseuse complète, une
section passant par l'axe du col du fémur montre que les
aréoles du tissu spongieux du col et de l'os iliaque sont réu-
nis par un tissu de même nature qui existe à la place de
l'ancienne articulation, laquelle n'est plus marquée que par
une coloration légèrement plus jaune que le reste du tissu
osseux.

Au niveau des articulations scapulo-humérales, l'ankylose
est incomplète, les surfaces articulaires sont détachées avec
peine l'une de l'autre. Quant à la tête humérale, sa demi-
circonférence postérieure est érodée et présente trois bour-
geons osseux avec végétations stalactiformes. Pas de tubercules visibles à l'œil nu.

La colonne vertébrale, à partir de la région dorsale et jusqu'en haut, présente une soudure nette de ses corps verté-
braux par ossification partielle des ligaments et du grand
surtout antérieur en particulier à la région cervicale cypho-
scoliose à convexité droite. Quant aux vertèbres lombaires,
on les isole assez facilement à l'aide du scalpel.

La moelle et le cerveau n'offrent aucune lésion appréciable à l'œil nu.

OBSERVATION XVI

Cyphose d'origine articulaire ou musculaire.

par MM. Brissaud et H. Grenet (présentation de la malade).
(Revue Neurologique, 30 mars 1904, p. 321.)

L'observation suivante a trait à un cas de grande cyphose, sans ankylose complète de la colonne vertébrale, survenue chez un sujet présentant quelques antécédents rhumatismaux.

V..., trente-sept ans, polisseur sur porcelaine, entre à l'Hôtel-Dieu en février 1904, se plaignant d'une incurvation excessive de la colonne vertébrale.

Son père a eu plusieurs poussées de rhumatisme articulaire aigu et, dans les derniers temps de sa vie, il ne marchait qu'avec des béquiles.

Le malade a eu deux congestions pulmonaires à dix-neuf ans et à vingt-deux ans ; ayant eu à ce moment quelques atteintes de rhumatisme, il quitta son métier de boulanger pour devenir polisseur sur porcelaine.

En 1897, sans cause appréciable, il ressentit subitement des douleurs dans le dos, douleurs vives, survenant par crises aiguës, durant quatre à cinq jours, forçant le malade à garder le lit. Ces douleurs siégeaient à la région lombaire et avaient un maximum sur une zone de la largeur d'une pièce de 5 francs, siégeant tantôt à droite, tantôt à gauche de la colonne lombaire.

Cette période douloureuse dura trois ans, avec des rémissions. A ce moment, l'attitude du malade n'était nullement modifiée, il n'y avait aucune incurvation vertébrale.

En 1900, le malade, ayant eu des hémoptysies, garda le lit trois semaines et, à partir de ce moment, il commença à se voûter, mais ses douleurs cessèrent.

Il s'est amaigri, tousse un peu et est facilement essoufflé. Le malade se tient courbé, le dos forme une convexité postérieure très marquée et très régulière depuis le sacrum jusqu'à la nuque, sans aucune saillie anguleuse ; le cou est allongé en avant, la tête relevée sur la nuque. Les omoplates sont écartées du tronc. Avec de grands efforts, le malade se relève de 3 centimètres, mais il peut exagérer la flexion de sa colonne lorsque, par exemple, il ramasse un objet à terre. Sa taille, qui était de 1 m. 71 au moment du service militaire, n'est plus aujourd'hui que de 1 m. 49 dans l'attitude qui lui est normale. Le matin, après le repos au lit, la cyphose est moins prononcée ; par la pendaison à l'appareil de Sayre, on obtient un redressement de 11 centimètres, mais il est impossible d'obtenir un redressement complet.

Le sternum est aplati transversalement, l'abdomen est rétracté, plissé transversalement et, vu de profil, décrit, avec la partie inférieure du sternum, une courbe à concavité antérieure. Le ventre est dur à la palpation et paraît en état de contraction permanente. La respiration est purement abdominale, le thorax restant complètement immobile.

La pression au niveau des apophyses épineuses des 8ᵉ et 9ᵉ vertèbres dorsales provoque une légère douleur ; partout ailleurs, la sensibilité est normale, il n'y a aucune zone d'anesthésie.

Les articulations du cou, l'articulation temporo-maxillaire, les articulations des membres sont complètement libres. Les réflexes rotuliens sont normaux, il n'y a pas de clonus du pied.

A l'auscultation des poumons, on constate de la diminution du murmure vésiculaire aux deux sommets ; le premier bruit du cœur est un peu sourd. Les urines sont normales. Il n'y a pas de fièvre.

A l'examen électrique, on note une diminution de la contractilité faradique des muscles spinaux ; il n'y a pas de réaction de dégénérescence. Les muscles des parois abdominales réagissent très énergiquement.

La ponction lombaire a été impossible, à cause des déformations vertébrales.

OBSERVATIONS XVII et XVIII

M. Poncet observe actuellement dans sa clientèle deux malades atteints de spondylose rhizomélique et de polyarthrites multiples ankylosantes de nature tuberculeuse.

Il semble que, chez ces deux sujets, les lésions articulaires aient été et soient encore les premières manifestations de l'infection bacillaire.

On ne trouve, en effet, chez eux, aucune autre lésion apparente de tuberculose, mais ils ont comme bacillose une hérédité sévère ; leur séro-réaction est nettement positive.

En fin de compte, on ne pourrait invoquer aucune infection autre que la tuberculose.

CONCLUSIONS

I. Parmi les infections susceptibles de se manifester
par des arthropathies plastiques, ankylosantes d'emblée,
la tuberculose occupe une place importante.

II. Lorsque les arthropathies ankylosantes siègent au
niveau des articulations de la racine des membres et de
la colonne vertébrale, à l'exclusion des petites articulations des extrémités, le tableau clinique est celui de la
spondylose rhizomélique de Marie.

III. En fait, lorsqu'on étudie les observations déjà
publiées de spondylose rhizomélique, on se convainc
comme l'a mis en évidence le premier M. le professeur
Poncet, qu'en dehors d'une série de cas dans lesquels, à
la base du processus morbide, existe une infection bien
individualisée, comme la blennorragie, il en est un nombre considérable dans lesquels, soit par leurs antécédents héréditaires, soit par leurs antécédents personnels, soit par leurs manifestations pathologiques
actuelles, les malades sont des tuberculeux et n'ont
jamais présenté, au cours de leur existence, d'autre maladie infectieuse ; d'où la conclusion logique que
la tuberculose a été chez ces malades la cause détermi-

nante de la spondylose comme des autres processus morbides.

IV. En dehors de ces preuves cliniques, il y a des preuves de laboratoire : l'épreuve de la tuberculine, la séro-réaction dans plusieurs des observations que nous avons reproduites ont apporté, en faveur de cette théorie, des arguments de premier ordre.

V. Enfin, il y a pour la nature tuberculeuse de tout un groupe de spondyloses, des preuves anatomo-pathologiques indirectes à savoir l'existence à l'autopsie de ces malades, de lésions tuberculeuses certaines généralisées à un grand nombre de viscères, ce qui montre l'imprégnation tuberculeuse du sujet.

L'absence de preuves anatomo-pathologiques directes, c'est-à-dire d'édifications tuberculeuses dans les articles chroniquement enflammés, n'est pas un argument irréfutable ; cette particularité fait rentrer la spondylose rhizomélique d'origine tuberculeuse dans la grande classe des manifestations toxi-infectieuses d'origine bacillaire et plus spécialement des arthropathies tuberculeuses chroniques pseudo-rhumatismales, rhumatisme tuberculeux du professeur Poncet.

BIBLIOGRAPHIE

1. GRANCHER, Archives de Physiologie.
2. WEILL, Traité de médecine infantile.
3. PIC et CADE, Revue de médecine, 1900.
4. SILVAIN-DESSAIGNE.
5. PIERRE TEISSIER, Rhumatisme chronique, *in* Traité de médecine Brouardel et Gilbert.
6. RAYMOND TRIPIER, Congrès de Rome.
7. PONCET, Bulletins et Mémoires de la Société médicale des Hôpitaux de Paris, 1903, p. 841 et suiv.
8. Thèse de LEVET.
9. PIERRE MARIE, Sur la spondylose rhizomélique (Rev. de méd., p. 285, 1898).
10. VON BECHTEREW, Deutsche Zeitschrif für Nervenheilkunde, XV.
11. STRUMPELL, Deutsche Zeitschrif für Nervenheilkunde, XV, p. 338.
12-13. LÉRI et MARIE, Rev. de méd., août, septembre, octobre 1899, p. 591, 691, 801.
14. SCHLESINGER, 1900, t. VI.
15. KOLLARITS, Spondylose rhizomélique et rhumatisme chronique.
16. Communication de PONCET sur le rhumatisme tuberculeux ankylosant, Congrès français de chirurgie, 1897, A. Poncet, L. Bérard et Destot.
17. MONTET, thèse de Lyon, 1904.

18. THÉVENOT, Médecine moderne, 19 août et 4 mai 1904.

19. JOUVE, thèse de Lyon, 1901.

20. BRISSAUD et GRENET, Rev. neurologique, mars 1904.

21. FORESTIER, Spondylose rhizomélique et rhumatisme vertébral chronique, sa forme pseudo-névralgique (Arch. gén. méd., juillet).

22. J. COURMONT et L. DOR, Tumeurs blanches expérimentales (Revue de la Tuberculose, t. III).

23. LOUIS DOR, Rôle de l'atténuation des microbes dans la pathogénie des lésions infectieuses chroniques (th. Lyon, 1892).

24. POULY, thèse de Lyon.

25. PIERRE MARIE, Sur la spondylose rhizomélique, Rev. de méd., 1898.

26. LERI ANDRÉ, Rev. de méd. 1899, pp. 597, 692, 801.

27. SPILMANN et ETIENNE, Spondylose rhizomélique, Rev. de méd.. sept. 1898.

28. KIRCHGAESSER, Spondylose rhizomélique medizinische Wochenschrift 1899, no 41.

29. GABBI, Spond. rhizomélique R. accad. peloritana di Messina, 27 juin 1900.

30. HEVEROCH, un cas d'arthrite déformant la hanche se rapprochant de Spond. rhizomélique de Marie, Société des médecins tschèques de Prague.

31. MÉRY, Spond. rhizomélique. Société méd. des Hôpitaux, juin 1899.

32. REGNAULT FÉLIX, Fusion congénitale de l'occipital et de l'Atlas. Bulletin de la Société anatomique de Paris, p. 691.

33. LAIGNEL-LAVASTINE, Un cas de Spond. rhizomélique, R. N., 1900, p. 112.

34. KHINÉLEWSKY, Questions (russes), de médecine neuro-psychique, 1900. R. N. 1900, p. 919.

35. BOUHOFFER, Démonstration d'un cas complexe de Spond. rhizomélique. Allg. Z. f. Psychiatrie t. LVII, f. 2, 3, 1900.

36. KOLLARITS, Rhumatisme chronique et Spond. rhizomélique.
Klinistherapeutische Wochenschrift, 1091, nᵒˢ 3, 4, 5.

37. PEREZ VRUTO, Contribution à l'étude de la Spond. rhizomélique. Revista de médicina y cirurgia de la Habana
25 juillet 1901.

38. ZENNER. Rigidité de la colonne vertébrale. R. N. 1900.

39. LICHTCHEINN. Spond. rhizomélique. Deustche medizinische.
Wochenschrift. 31 août 1899.

40. SYLLABA. Rigidité de la colonne vertébrale. Soc. med. tschèques, à Prague, 12 mars 1900. R. N. 1902, p. 33.

41 DE BUCK et DE BRAY. Spond. rhizomélique (2 cas, type Bechterew et type P. Marie). Journal de neurologie, 14 juillet 1902.

42 Mᵐᵉ M. RRITCHEWSKY-GOCHBAUM. Sur un cas d'ankylose art.
progessive et généralisée. Thèse de Paris, 1900.

43. J. CHMIELEWSKY. Arthrite ankylosante de la colonne vertébrale et des grosses articulations des extrémités. (Spon-
dylite déformante ou Spond. rhizòmélique de Marie.
Questions de médecine neuro-psychique (en russe) 1900,
t. V, avril-mai.

44 KHINÉLEWSKY. Inflammation ankylosante du rachis et des
grosses articulations des membres. Questions (russes) de
médecine neuro-psychique, 1900, fas. 2, p. 163-175.

45. FORESTIER. De la spondylose rhumatismale chronique, sa
forme pseudo-névralgique. Arch. gén. de méd., p. 56,
juillet 1901 (11 figures, 23 observations).

46. M. O. CHAÏKEVICHT. Vratch. 1899. Soudure du rachis, p. 1501-3.

47. BABINSKI, 3 cas de pseudo-tabes spondylosique. Spond. neu-
rol. 7 juin 1903. R. N. p. 645.

48. DOMENECI. Gazzeta degli ospedati e delle cliniche, 22 juin 1902.

www.ingramcontent.com/pod-product-compliance
Ingram Content Group UK Ltd.
Pitfield, Milton Keynes, MK11 3LW, UK
UKHW020936120726
13693UKWH00003B/1368